「おおらかな子育て」が予防のカギ

赤ちゃんを
アレルギー
にしないために
できること

監修

小児科専門医・アレルギー専門医
下条直樹先生

日本プロバイオティクス学会理事長
古賀泰裕先生

主婦の友社

はじめに

この本を手に取ってくださったお母さん、お父さん。妊娠、ご出産、おめでとうございます。

ふくらむ期待と、そして心配事も多い妊婦さんの時期を過ごして、いよいよ出産。人生の中で、本当にこれ以上ないような、大きな体験ですよね。

ようやく、かわいい赤ちゃんの顔を見て、喜びがいっぱい。毎日の育児をがんばっていらっしゃる方も多いと思います。

生まれたときは小さくて、頼りなかった赤ちゃんも、どんどん成長していきます。泣き声もしっかりして、寝返りをうち、首や腰もすわり、一年も過ぎたら、だんだんとあんよも上手になります。

赤ちゃん時代は本当にあっという間。かけがえのない時間を、うんと楽しんでくださいね。

最近、仕事を持ちながら、出産・育児をがんばっているお母さんたちが、とても増えています。おなかの中で赤ちゃんを育てる時期も大変ですし、生まれたあとは、育児と家事、そして仕事との両立。ゆっくり寝る時間もない日々が続いているのではないでしょうか。

初めての子育てにはとまどうことも多いですが、中でも赤ちゃんの「アレルギー」が気になるというお母さん、お父さんが増えています。肌のトラブルや食物アレルギーなど、よくわからないことばかりで、不安が先に立つかもしれませんね。

育児で迷ったり、わからないことがあると、手に取るのがスマホです。そこには大量の情報があふれていて、極端に不安をあおったり、誤解を生むような内容、医学的に正しいとは言えない記事なども見られます。

過度な除菌、完璧な清潔、完全母乳……。子どものために、なにが正しくて、なにが不必要なのか、一つひとつ判断することも難しいのです。

本当なら愛らしい赤ちゃんとの暮らしをもっと楽しみたいのに、「やらなきゃ」に追われて、子育てを苦痛に感じてしまってはもったいないと思います。

また新型コロナ感染症の影響もあって、祖父母やきょうだい、友人など、身近な人たちに会って、育児の相談をするチャンスが少ないという人が増えているようです。地域の母親学級などにも、まだまだ気軽に通うことができないお母さんも多いでしょう。

そこで本書では、

・子どもに長年向き合ってきたアレルギーのスペシャリスト……下条直樹先生
・腸内細菌研究のパイオニアであるスペシャリスト……古賀泰裕先生

という信頼すべき2人のお医者さまにご登場いただき、赤ちゃんを「アレルギー」にさせないために、医学的知見に基づいたアドバイスをまとめました。

● 3歳までにしたほうがいいこと
● 心配しすぎなくてもいいこと

この2点を中心に、シンプルで、わかりやすい解説を心がけています。
育児の細かな部分まで気を配る、まじめなお母さんやお父さんほど「え！
そんな感じでいいんだ」と、ホッと肩の力が抜けるかもしれません。

そう、育児はもっと「おおらか」に考えていいのです。お父さんやお母さん、ご家族が安心して笑顔になったら、いっしょにいる赤ちゃんも、自然とハッピーな表情になると思います。スペシャリストからのやさしい言葉で、育児がさらに楽しい時間に変われば、こんなにうれしいことはありません。

赤ちゃんと家族を応援する編集部

目次

PART 2 3歳までがカギ！ アレルギー予防のための赤ちゃんのスキンケアのコツ

お話／下条直樹先生

PART 3 もっと詳しく知りたい！ アレルギーのない健康な「腸」を育てるコツ

お話／古賀泰裕先生

PART 4

気になる、妊娠中・赤ちゃんの「食」のポイント

お話／古賀泰裕先生・下条直樹先生

PART 5

詳しく知りたい赤ちゃんの時期に多い「アレルギー」のこと

お話／古賀泰裕先生・下条直樹先生

PART 6

これも知りたい！妊娠中〜子育てのギモンQ&A

回答／古賀泰裕先生・下条直樹先生

妊娠中のQ&A

赤ちゃんの成長Q&A

PART
1

小児科医として伝えたい大切なこと

―3歳までにしてほしい“肌と腸”によい習慣―

お話／下条直樹先生

赤ちゃんにとって「本当に大切なこと」を伝えたい

こんにちは。日本小児科学会 小児科専門医の下条直樹です。

私は、千葉大学医学部小児科教授、附属病院のアレルギーセンター長を務めたあと、現在は日本アレルギー学会の専門医としてクリニックや一般病院で診療を行っています。専門は小児の免疫アレルギー疾患です。

私が小児科医を志したのは、子どもたちのすばらしい存在に惹かれたからです。生き生きと輝いていて、毎日、成長と発達を続けている子どもたち。彼らの将来を支えて、育てていくことにやりがいを感じますし、小児科は子どもの体全体を診ることができるという魅力もあります。

子どもたちは泣いたり、騒いだり、ときには大人がびっくりするようなことを平気でしますが、そのエネルギーを感じると、私も楽しくなります。国の宝である子どもたちを、医療を通じて守ることが私の使命だと思っています。

これまで私は、お子さんはもちろん、親御さんとのコミュニケーションを大切にした診療を行ってきました。今も毎日、たくさんの子どもたちを診察していますが、お父さん、お母さんと話をしていると、中には「そこまでこだわらなくても……」と思うことがあります。たくさんの質問があるということは、やはり子育ての中で、皆さんは大きな不安を感じているのですね。このPARTでは、小児科医として、長年、現場を見てきた私の経験を踏まえて、本当に大切と私が考えていることをお伝えしたいと思います。

清潔＝健康ではないかもしれません

新型コロナウイルスの流行はやはり怖かったですし、不安もあったでしょう。ウイルスを取り除くため、身の回りの除菌をする人は多いと思いますが、一方、近年の清潔志向は、ある意味、極端なところまで行っているのではないかと心配することがあります。

外から家に帰れば、まずはせっけんで手洗いをする。ここまでは問題ありませんが、さらに抗菌スプレー、抗菌グッズなどを多用し、身の回りから徹底して菌をなくそうとしている人が少なくありません。子どもが手を触れるベビー

過剰に清潔にしすぎないことも大切

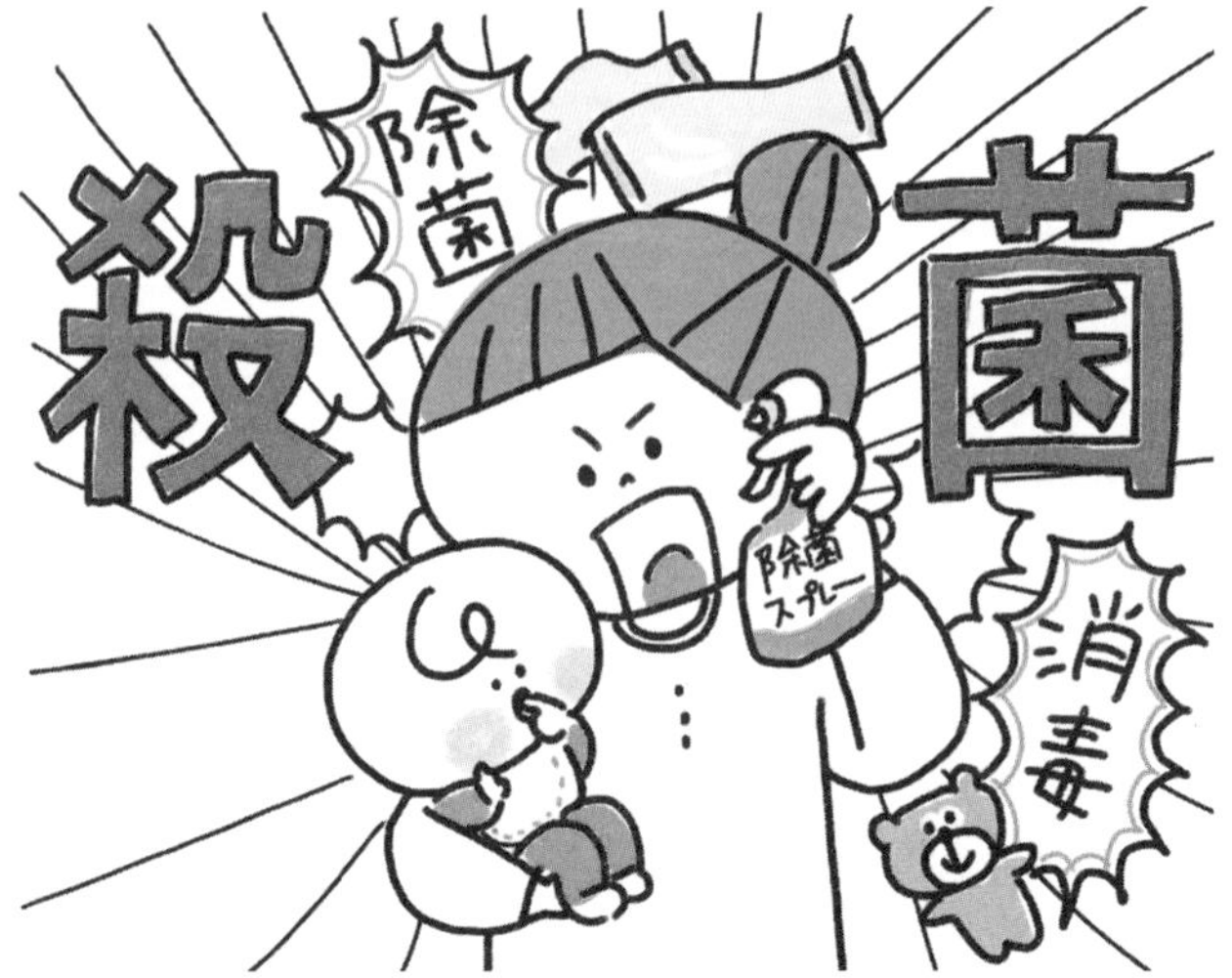

グッズ、ソファやカーペット、カーテンなどに除菌スプレーをまき、室内も空気清浄機で除菌。スーパーや薬局に行けば、除菌や殺菌効果をうたう商品がずらりと並んでいます。しかし最近では、菌の排除をあまりに徹底しすぎると、幼いうちから菌に触れる機会が少なく、それが体内の環境にもよくない影響を与えてしまうのではないかと考えられつつあります。

実際に、赤ちゃん誕生の前から室内犬などの動物を飼っている家庭や、きょうだいがいる家庭で育った子ども、生後早い時期から保育園や託児所に通い、集団保育を経験した子どものほうが、アレルギー発症が少ないという報告があります。

幼少期にさまざまな菌に触れる機会が多いと、自然と免疫が鍛えられるのです。

昔は〝糞尿〟が野菜の栄養

食の面でも、大きな変化があります。

今から数十年ほど前、１９６０年代くらいまでの日本の暮らしは、現代とはかなり違っていました。今日でこそ、地産地消という言葉が注目されていますが、当時は家の近くに畑があって、自分たちで野菜を育てて食べるのが当たり前。土を身近に感じる生活が、ごく普通だったのです。

まだ化学肥料を使う農業も広まっていなかったので、人の糞尿《ふんにょう》が大切な肥料でした。そのために活用されたのが「肥だめ」ですが、今ではほとんどの人が見たことがないと思います。地面に掘られた穴や、地中に埋められた大きな壺の中に人の糞尿を入れて発酵させ、肥料として使うのです。

野菜などの作物を栽培するとき、肥だめから汲んできた糞尿を畑にまきます。大切な有機肥料ですから、おいしい野菜づくりに欠かせません。自家の肥だめでは不足することもあるので、ときには近郊の農家の人が市中まで糞尿を引き取りに行くということもしていました。寄生虫などの問題はありましたが、自然な循環が行われていたのです。

そうやって大切に畑にまかれた糞尿は、まさに有機発酵物ですから、地中に暮らす微生物にとって、絶好のエサになります。もちろん、その中には人の腸内細菌も混ざっているでしょう。微生物がたくさんすむ土はふわふわと柔らかく、とても豊かで、そこで育つ野菜は根っこからさまざまな栄養素を吸い取り、ミネラル、ビタミンなどをたっぷりと含みます。それらを日常的に食べていれば、人の体内環境にもよい影響が出るでしょう。

現在では下水道が完備されて、糞尿は人目につくこともありません。畑では土を消毒し、農薬や化学肥料の使用が一般的になり、大きく、均一に育つ野菜が一般的になりました。虫に食われることもなく、見た目はよいのですが、60年代に比べて、野菜に含まれるミネラルが減っているともいわれています。

このような生活環境や、食べ物の変化は、そこに暮らす人の体にも大きな影響を与えています。この30年間のデータを見ても、アレルギー疾患を持つ子どもの数は年々増え続け、今では3歳児の4人に1人がアトピー性皮膚炎に、約10％が小児ぜんそくになるという状況です。（東京都健康安全研究センター調べ）

清潔な環境下では野菜の栄養も減っているように、「徹底除菌・徹底清潔＝赤ちゃんの成長にとってベストではない」のかもしれません。

「腸の状態」と「アレルギー症状」には関連性が

人の腸の中には約1000種類もの菌が存在します。まるでお花畑のように広がっているので、「腸内フローラ（腸内細菌叢《さいきんそう》）」と呼ばれています。

この腸内フローラは、一人ひとり異なっていて、成長に合わせてその人なりの菌の種類やバランスがつくられていくのですが、**近年子どもたちの腸内フローラが乱れてきているという報告が増えてきており、それがアレルギーの発症と関係があるのではと考えられているのです。**

また環境中の細菌叢が多様だと、人の腸内の細菌叢も多様になることが報告されています。「なんでも抗菌、除菌」「泥遊びなんて、汚れるからダメ」「とにかく清潔に！」という生活を続けて、子どもに菌に触れさせないでいると、

外遊びを通じて
子どもたちの免疫力が鍛えられる

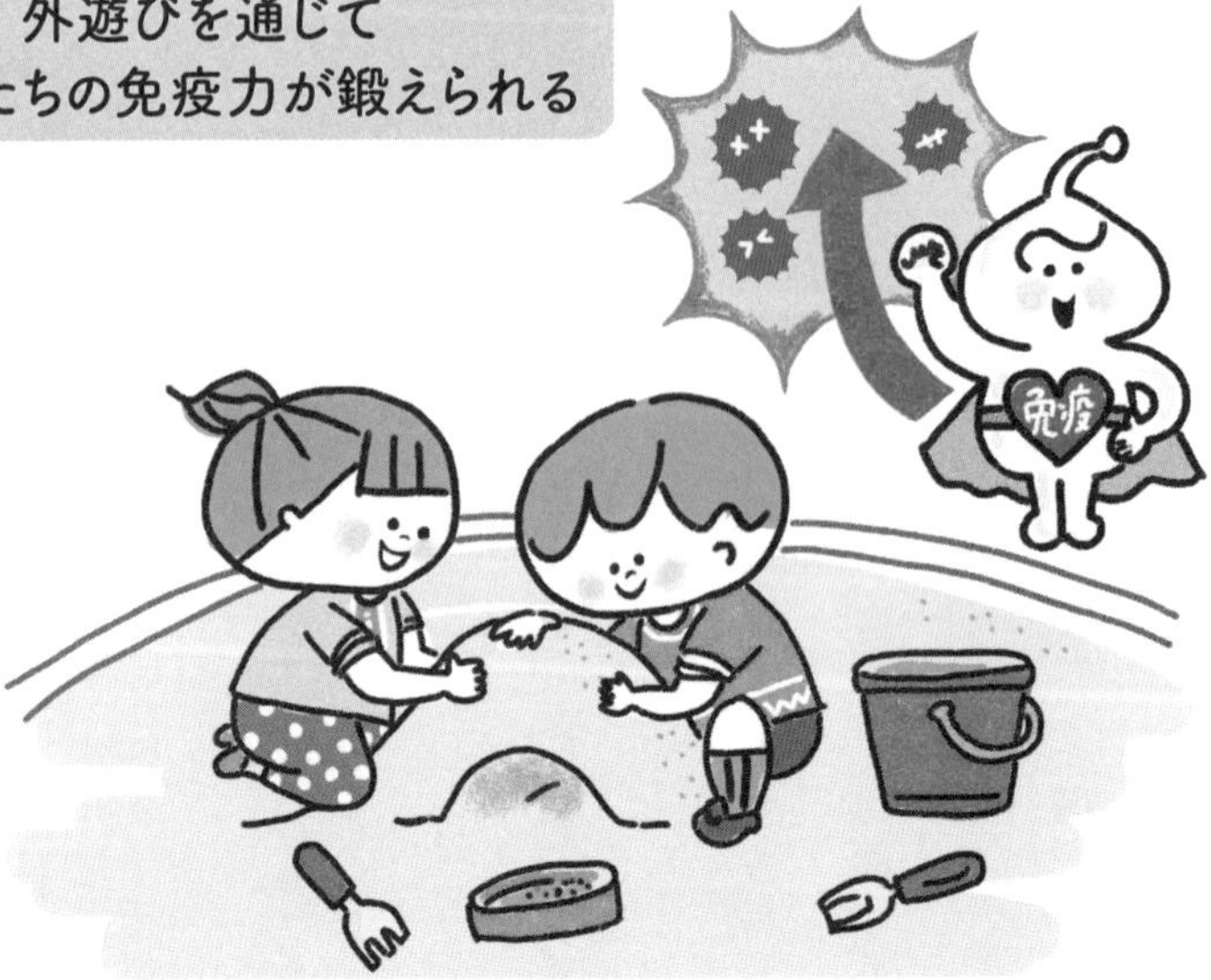

腸内の菌の多様性が失われてしまいます。消毒された土壌で、化学肥料に頼って育てられた、栄養の足りない野菜のように、体が本来持っている力が弱くなってしまうのです。

外遊びをして、菌に触れることはとても大切

毎日、お子さんのお世話をするお母さん、お父さんへ。育児に関して「あれは心配、これはダメ！」と制限せず、もっとおおらかに育児をしませんか？ 育児には、過度な思い込みは不要、完璧にやる必要はないのです。

外遊びで汚れるぐらいは大歓迎！ 土

いじりや泥んこ遊びをさせたっていいのです。幼少期には、むしろさまざまな菌に触れることが大切。**土の中に暮らす微生物や雑菌に、幼いうちから触れることは、抵抗力や免疫力を育てることにつながります**。

多くの子どもは素足で土の上を歩くのも大好きです。足の裏で感じる、独特な感覚が楽しいのですね。自然の中にある草や花、土、樹木など、さまざまなものにたっぷり触れ合い、心が楽しくなるような経験をすることが大切です。

また健康面から見ても、外遊びはとても重要です。

人は紫外線を浴びるとビタミンDが体内で合成されますが、**日本人は世界的に見てもビタミンDが不足しています**。サケやイワシを食べるなど、ふだんの食事からビタミンDを摂ることもできますが、やはり太陽に当たることも必要なのです。紫外線に当たりすぎると肌を傷めるという害はありますが、あまりに避けすぎるのも問題。未熟な肌の負担になるような日焼けを避けながら、**適度に日光に当たったり、発汗することで子どもたちの皮膚は鍛えられる**ことも多いのです。

かつては、汗がアトピー性皮膚炎を悪化させる原因だといわれていましたが、

裸足で遊ぶことは成長に必要なプロセス

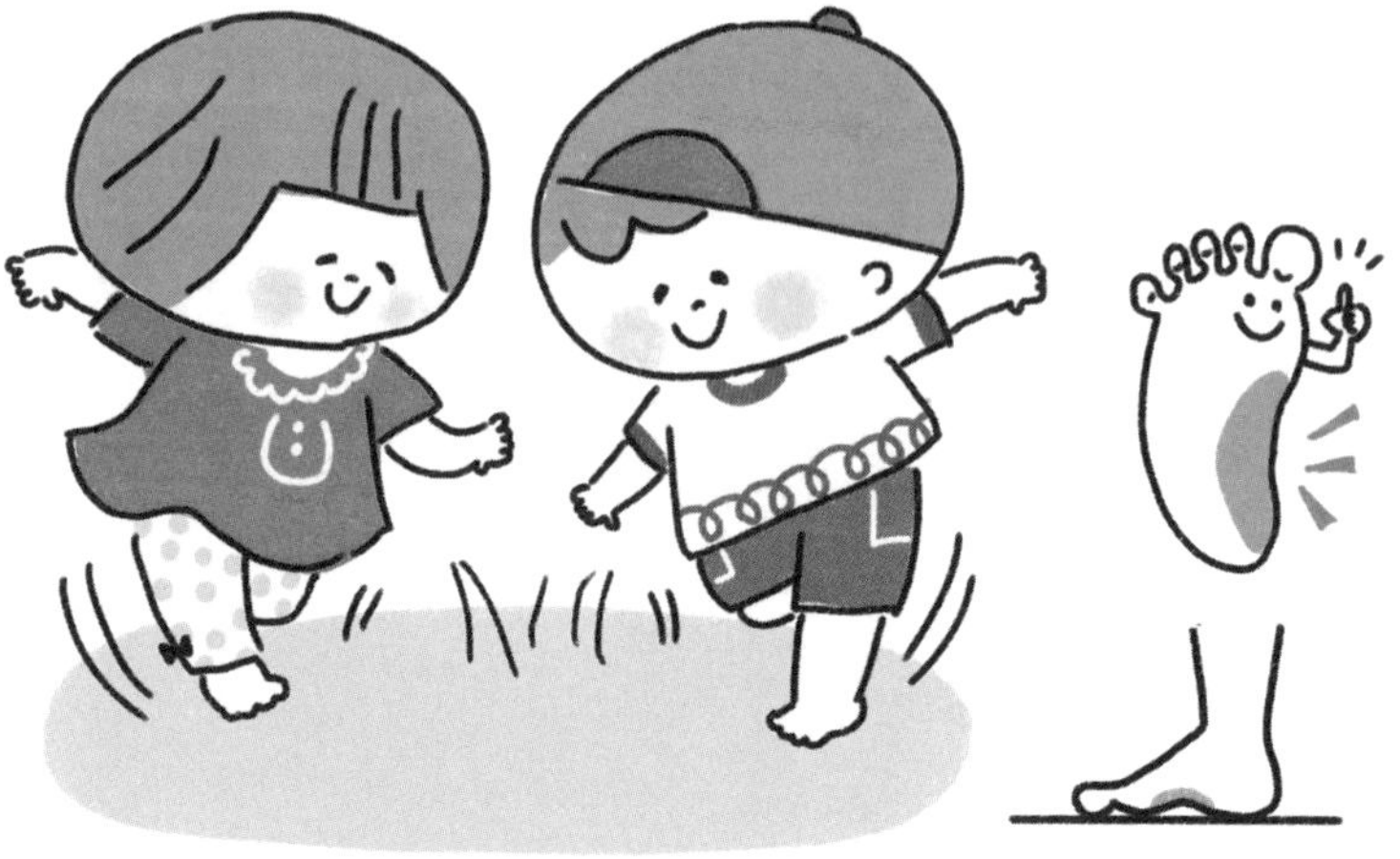

皮膚の働きが悪く、うまく汗を外に出せないことも、アトピーを悪化させる原因になりえると考えられています。汗をかくのは悪いことではないのです。ただ汗をかいたら強くこすらずに、ぬれたタオル等でやさしく拭き取ってあげてください。

外遊びをするお子さんの喜ぶ顔を見れば、お母さんやお父さん自身も、子育てが楽しくなっていくはずです。ぜひ一度、気持ちをおおらかにしてみてください。するとやがてはよけいな気負いや手間が減り、それが「気にしすぎないおおらかな育児」につながっていくと思います。

誕生から3歳までにやっておいてほしいこと

生まれてから3歳くらいまでの間は、子どもの心と体が大きく成長し、その後の体の基礎をつくる大切な時期です。「三つ子の魂百まで」ということわざがありますが、まさにそのとおりで、大切に毎日を過ごしたいものです。

でも親にとっては、子育てに悩む時期でもあるでしょう。授乳、食事、排泄、病気など、心配なことが毎日のように起こります。一方でSNSなどからさまざまな情報が入り、なにが正しいのか、なにをしたらいいかわからない、という人も多いと思います。

そこで小児科医の私から、「3歳までにやっておいてほしいこと」を2つだけおすすめします。それは

①「毎日のスキンケア」で肌のバリア機能を育てる

②健康と肌のために「赤ちゃんの腸内環境」を整える

という、いたってシンプルなことです。

これにはきちんとした医学的理由がありますので、詳しくご説明していきま

〈図1-1〉健康な皮膚とバリア機能が壊れた皮膚

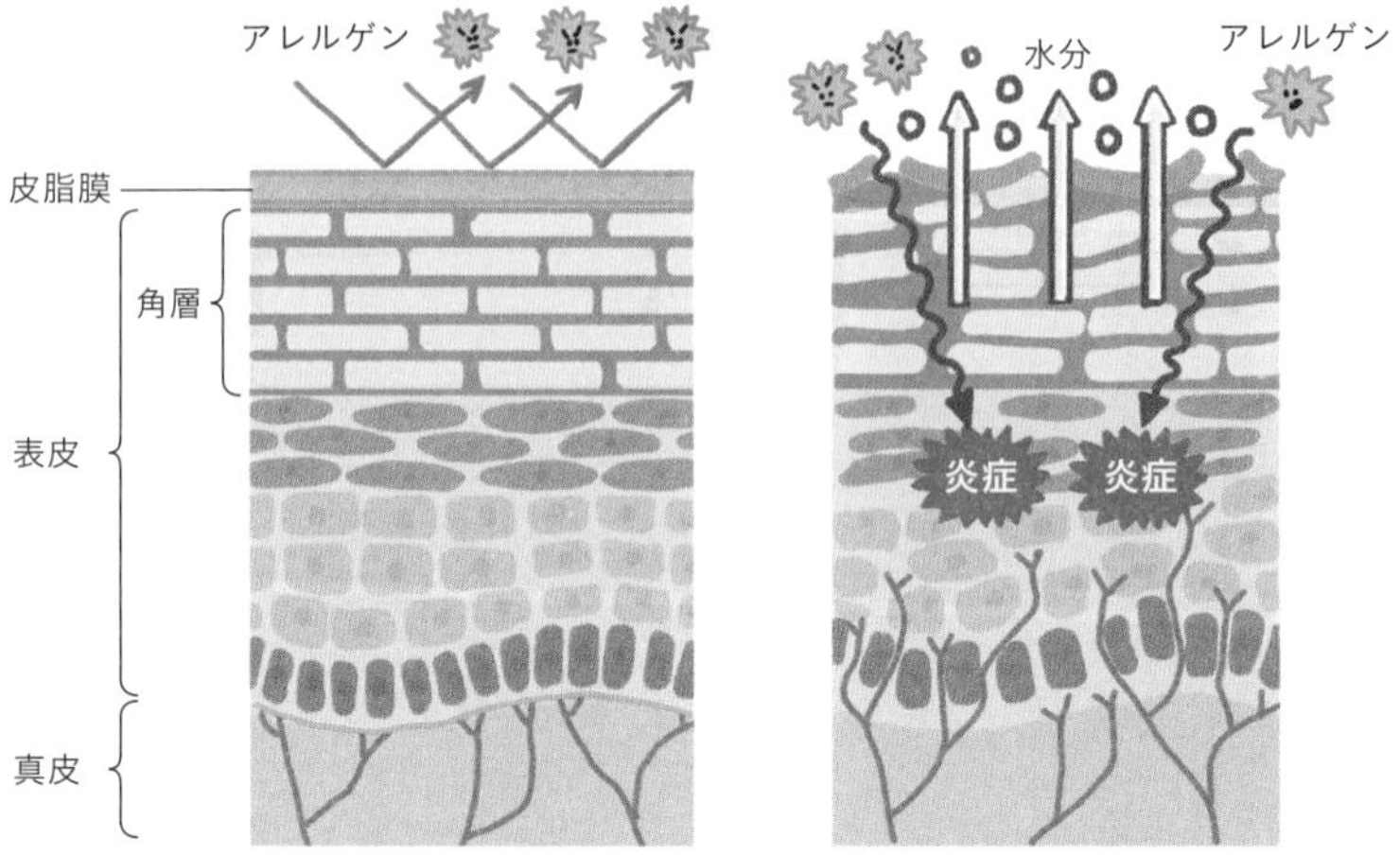

健康な皮膚　　バリア機能が低下した皮膚

しょう。

❶「毎日のスキンケア」で肌のバリア機能を育てよう

赤ちゃんの表皮の厚さは大人の約半分と薄く、しかも皮脂分泌が少ないので、とても乾燥しやすいものです。そして、ほこりや花粉、汚れなどから皮膚を守ってくれる「肌のバリア機能」も未熟です。

肌のバリア機能が弱い子どもは、さまざまなアレルゲンが肌から侵入し、アレルギー疾患を起こしやすくなると考えられます〈図1-1〉。

表皮が形成されるのは0～3歳頃。

その間に肌トラブルを繰り返すと、大人になってからも肌に不調が起きやすくなるといわれており、**3歳くらいまでは特に、毎日のていねいなスキンケアで赤ちゃんの肌を守ることが大切**です。

「赤ちゃんのための正しいスキンケア」とは、生まれたその日からきれいに**「洗って」**、そのあとたっぷり**「保湿する」**という、2つのケアを指します。

毎日のケアで、皮膚に付着している食べカス、汗、よだれ、アレルゲンなどを肌に負担をかけないように、洗う、または拭いてから、たっぷり保湿をしましょう。こうすることで、赤ちゃんの肌を乾燥から防ぎ、肌から異物を入れないための肌のバリア機能を育てることができます。

赤ちゃん時期に発症しやすい「アトピー性皮膚炎」は、皮膚に疾患があると、その発症リスクが高まることが知られており、その予防・治療としても、スキンケアの重要性はいうまでもありません。新生児から保湿剤をしっかりと塗るスキンケアを行うと、アトピー性皮膚炎の発症リスクが3割低下するという研究結果※があります。またスキンケアの開始時期や方法、スキンケア製品の種類も、赤ちゃんのアレルギー予防に関係がありそうだという研究も進んでいます。

皮膚が育つ3歳まではもちろんですが、それ以降思春期までの間も、肌は皮脂分泌が少なくトラブルが起きやすい時期です。3歳までの毎日のていねいなスキンケアをルーティン化しておけば、生涯にわたってお子さんのすこやかな肌を保つことにつながっていきますので、ぜひていねいなスキンケアを続けていってください。

※国立研究開発法人 国立成育医療研究センター「Journal of Allergy and Clinical Immunology」誌より

スキンケアの詳しい方法はPART2で解説していますので、ぜひお読みください。

❷ 健康と肌のために「赤ちゃんの腸内環境」を整えよう

私たちの体は、口から食道、胃、腸、肛門まで1本の管のようにつながっていて、その中にはさまざまな細菌が暮らしています。特に腸の中には、体によい影響を与える菌、病気を引き起こす菌、そのどちらでもない日和見《ひよりみ》菌などが約1000種類も存在しています。

お母さんの子宮の中では、赤ちゃんの腸内は無菌状態です。誕生の瞬間からさまざまな菌に触れることで、腸に細菌が増えて育っていき、**2～3歳くらいまでに腸内フローラ（腸内細菌叢）のベースができあがります**。

その腸内には、免疫機能をサポートする免疫細胞の70％が集中しています。アレルギー症状というのは、体に入ってきた異物に対する、体内の自然免疫が起こす過剰な反応です。

つまり3歳までの成長過程で、赤ちゃんの腸内環境をバランスのよい状態に整えておくと、免疫細胞がしっかり働いて、「アレルギーを引き起こさない体」をつくることになり、さらにはアトピー性皮膚炎などのアレルギー発症や生活習慣病の予防につながるのです。

もちろん食事の内容も、腸を育てるために重要です。「ふだんの食生活で不足しがちな栄養素があるならサプリメントで補えばいい」という考え方をする人や、「食物アレルギーが心配だから」と、自己流で過度な食物除去をする人が目立ちます。

しかし人は生き物です。まずは口から食物を取り入れて消化し、栄養を体に取り入れる。季節のさまざまな食材をバランスよく利用し、自然な食を大いに楽しみながら、腸を育てて免疫機能を強くしていきましょう。
「腸」の働きのすばらしさについては、ＰＡＲＴ３で、妊娠中〜産後のママ＆赤ちゃんの食事についての具体的なポイントはＰＡＲＴ４で詳しく紹介します。ぜひ読み進めて、赤ちゃんのすこやかな体づくりにお役立てください。

まとめ

- 過度な清潔を求めなくても大丈夫。外遊びなど、体と心の成長に欠かせない機会を大切に。
- 3歳までにしてほしいことはシンプルに2つ。「毎日のスキンケア」で肌のバリア機能を育てましょう。そして赤ちゃんの腸内環境をいい状態に保ちましょう。

Column

切り取られた情報に左右されないで。「なにが大切か」を考えよう！

小児科医としてお母さんやお父さんと話をしていて、気になる言葉があります。

「SNS（ネット）では、こう書かれていたのですが……」

確かにネットは便利な情報源ですね。でも、誰がいつ書いたのかわからない内容を鵜呑みにせず、まずは一度、考えてほしいのです。

たとえば「母乳信仰」という言葉があります。

お母さんは子どもにできるだけのことをしたいと思う気持ちが強く、「絶対に完全母乳で育てなきゃいけない！」という強迫観念にとらわれる人がいます。母乳の出は人それぞれ。量が不足しているのに、母乳だけにこだわり、あまりにも無理をしたために、赤ちゃんの血糖値が異常に下がって、けいれんや脳の障がいが出たというケースもあります。

初めて、自分以外の命を守る責任を負った親御さんたち。わからないことだらけなのは、当然です。ネットを通して、必要以上に（ときには誤った）情報が届いていることを、私は疑問に感じています。それでは、親御さんたちは義務に追われ、赤ちゃんと目を合わせて育児を楽しむ余裕がなくなってしまいます。

育児においていちばん大切なのは、お母さんやお父さんが心身に負担を感じることをできるだけ避けながら、赤ちゃんの成長に十分な栄養を与え、必要なだけのお世話をすることです。「赤ちゃんにとって、なにが必要か」を考えたら、自然と適切な行動が選択できます。おおらかに、最近の言葉で言うと、サステナブル（持続可能）な育児を楽しみましょう。

PART

2

3歳までがカギ！
アレルギー予防のための
赤ちゃんの
スキンケアのコツ

お話／下条直樹先生

スキンケアには、いいことがいっぱい

PART1でもお伝えしましたが、赤ちゃんのスキンケアの目的は、肌荒れを防ぐだけではありません。アトピー性皮膚炎や食物アレルギーなどのアレルギーを予防する面でも、非常に重要な、そして意味のあるお世話なのです。

「育児中は、ただでさえ、寝る暇も食べる暇もないんです。そのうえ、スキンケアなんて……」

と嘆くお母さんたちも多いと思います。でも、赤ちゃんの成長に与える大きなメリットと、日常生活に簡単に取り入れられるコツを知れば、きっと今日から実践したくなるのではないでしょうか。

湿疹からアトピー性皮膚炎に進展すると、お子さんによってはかゆくて眠れず、夜中にむずがる場合もあります。夜の睡眠を中断しながら世話をするとなると、保護者自身のQOL（生活の質）も大きく低下してしまいます。

このPARTでは赤ちゃんの肌の特徴と、スキンケアの必要性、しっかりと効果の出る具体的なケア方法をまとめました。きれいな肌ですこやかに育って

いく赤ちゃんの笑顔といっしょに、ぜひ毎日のスキンケアを楽しんでください。

1 赤ちゃんの肌って、どんな状態？

「生理的早産」という言葉を聞いたことはありますか？

人間の赤ちゃんは、他の哺乳類なら、まだお母さんのおなかの中にいるような成長段階で生まれてしまうという意味の言葉です。馬や牛の子どもは生まれてすぐに立ち上がり、数時間もたつと、自分の目で周囲を見て、歩き回ることができます。

一方、人間の子どもが同じようなことをするには、生後1年ほどの時間が必要です。赤ちゃんは自分では身を守ることもできませんから、まわりの大人が赤ちゃんの安全に気を配り、その未熟さをサポートする必要があるのです。

赤ちゃんの体は、手足や目など外から見える部分だけでなく、消化器官もまだまだ未熟。最初は授乳、続いて離乳食という順番で、消化器の発達に合わせた食べ物を与えます。

赤ちゃんの全身を守っている肌も、他の部分と同様に未熟な状態で生まれます。

お母さんの胎内には紫外線も届きませんし、そもそも羊水中ですから肌が乾燥するということもありません。ところが出産後は環境が激変します。突然、外気にさらされて、そこには無数の細菌も存在しますし、ほこりもゴミもあります。太陽の光が差し、空気は乾燥したり、湿ったりと安定しません。毎日、肌を洗ったり、拭いたりすることも刺激になります。

目もよく見えず、歩くこともできない赤ちゃんの身の安全を守ってあげるように、母乳から始まり、だんだんと離乳食を与えるように、未熟な肌もていねいなスキンケアで、守り育ててあげることが、とても大切なのです。

●赤ちゃんの肌の特徴

赤ちゃんの肌には大人とは異なる4つの特徴があります〈図2-1〉。

❶ 乾燥しやすい

赤ちゃんの薄い皮膚は、四季を通じて乾燥しやすい状態にあります。湿度の高い日本の夏でも、大人の半分以下の水分量しかありません。

また生後2カ月くらいまでは頭皮とおでこの皮脂が多いので「赤ちゃんの肌は脂っぽい」と誤解する人も多いのですが、それは間違い。**ほおやあごをはじめ、その他の部分はうるおいも皮脂も少なく乾燥しています**。特に、表皮が育つ3歳くらいまでは、とても皮脂の分泌が少なく、全身の肌荒れに要注意です。

❷ 肌が薄い

大人の皮膚でも表皮は約0・2ミリで、ラップ1枚ほどの厚みしかありませんが、赤ちゃんの表皮はさらにその半分ほどの厚さしかありません。細菌、ほこり、花粉、化学物質などのアレルゲン（アレルギーの原因となる物質）から肌を守る**バリア機能も未成熟で、あらゆる刺激に弱い**のです。

〈図2-1〉 赤ちゃんの表皮の4つの特徴

①季節を問わず乾燥しやすい

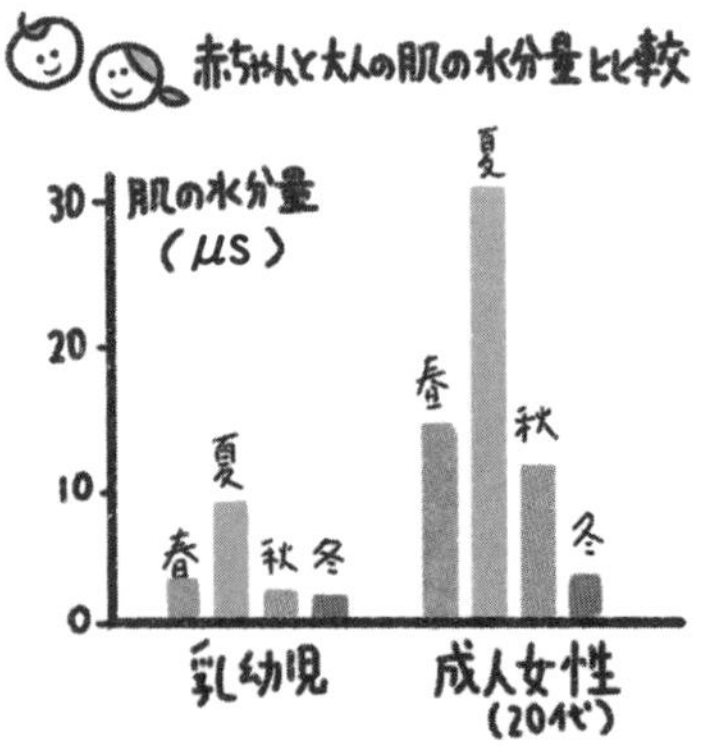

出典：川尻康晴 他 / 乳幼児の皮膚生理特性
第一報．日小皮会誌 12,77-81,1993

②表皮の厚さは大人の約半分

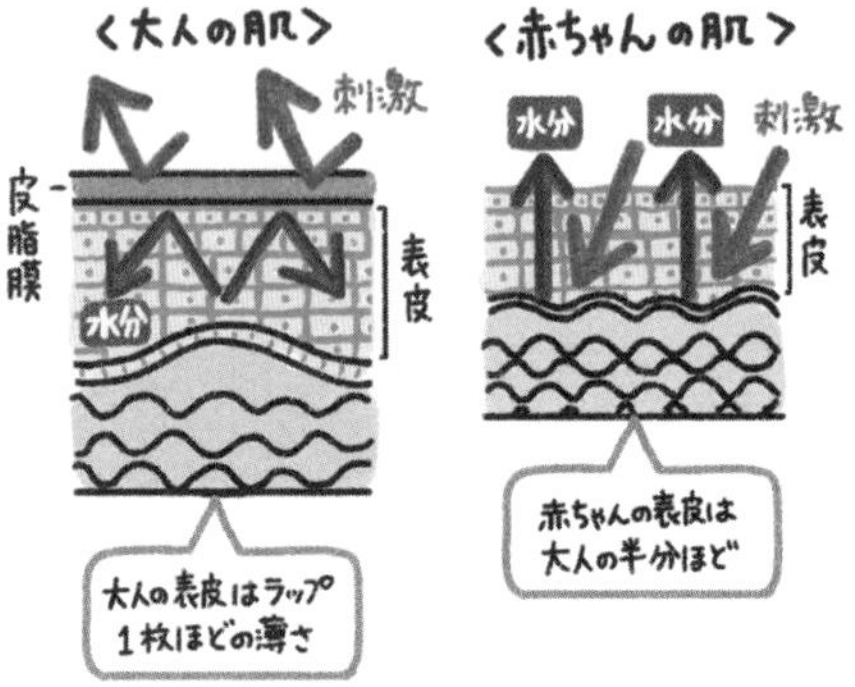

③暑がりで汗っかき

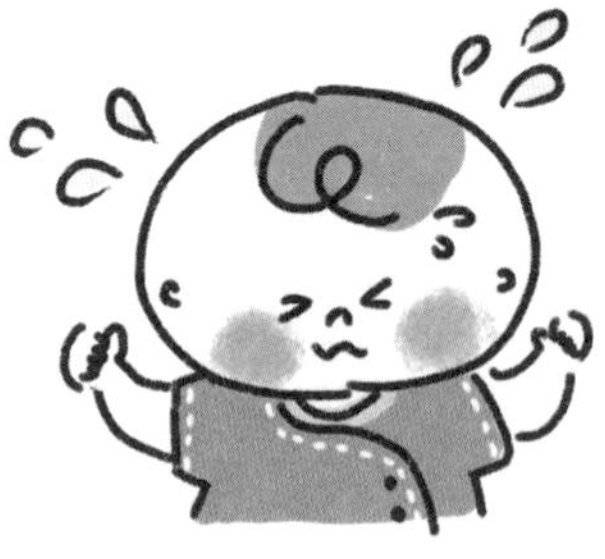

④紫外線に弱い

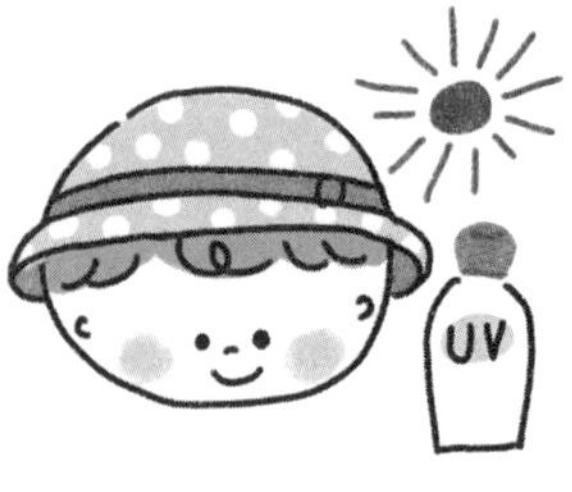

❸ 暑がりで汗っかき

新陳代謝が活発な赤ちゃんは、大人より暑がりで汗っかきです。**大人の3倍近くも汗をかきます。**汗をそのままにすると、あせもができたり、アトピー性皮膚炎を悪化させる要因にも。**赤ちゃんの服は大人よりも1枚少なめくらいを目安**にして、冬でも厚着のさせすぎには注意しましょう。

❹ 紫外線に弱い

皮膚が薄く、メラニンをつくりだす力が弱い赤ちゃんは、紫外線の影響を受けやすい特徴があります。日差しの強い春から夏にかけては特に、**UV対策を行う**必要があります。

●時期／部位別の肌の特徴

〈新生児期〉

生まれたばかりの赤ちゃんの肌は未熟で、水分も皮脂も少なく、乾燥した状態です〈図2-2〉。ただし頭からおでこ、鼻にかけてのTゾーンは別。お母さ

〈図2-2〉 **新生児・小児と大人の皮脂量比較**

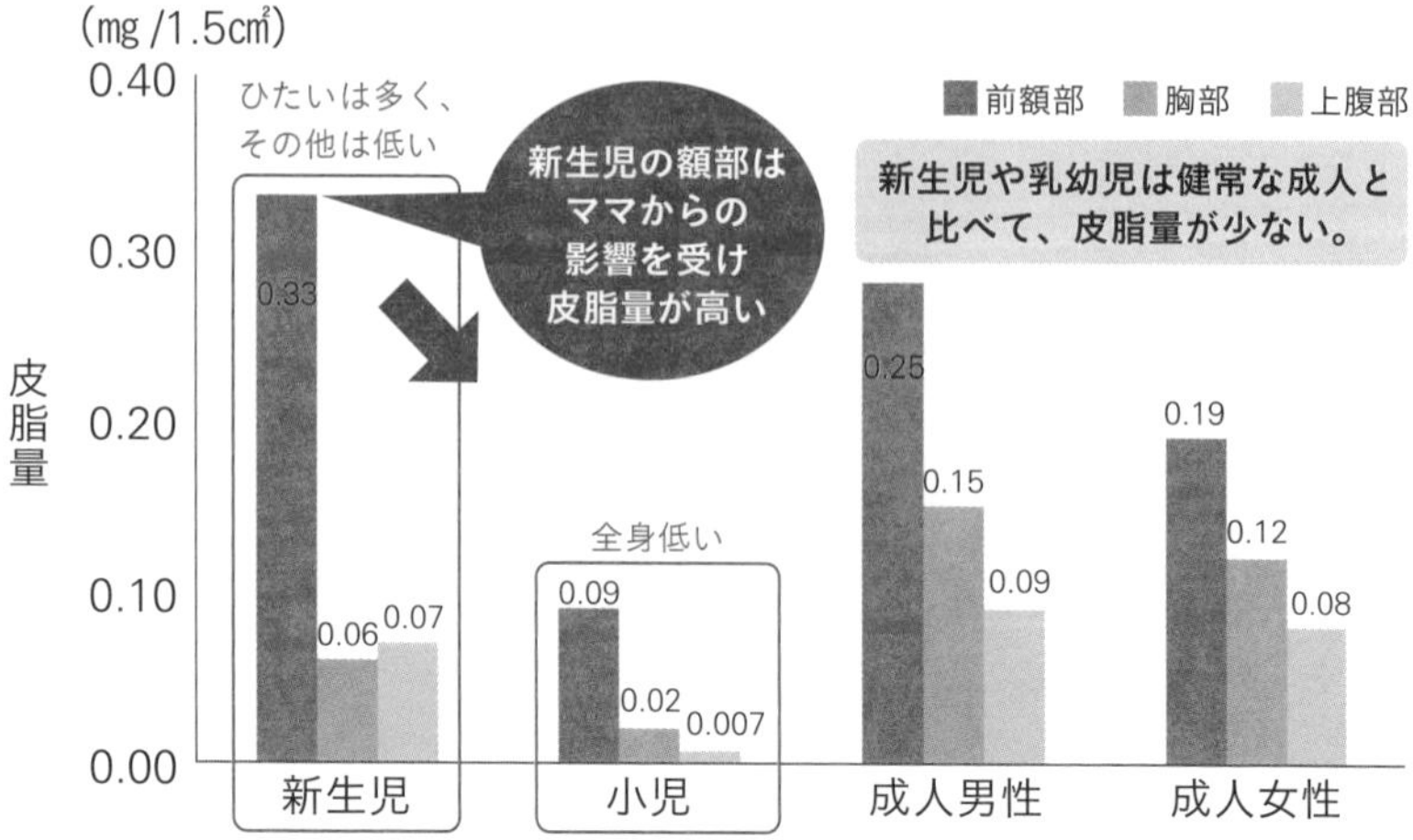

出典：佐々木りか子先生 アトピー性皮膚炎のスキンケア MB Derma No.95 2004年12月号

んからもらったホルモンの影響ともいわれていますが、この部分は皮脂が過剰に分泌され、ベタついています〈図2-3〉。これは生後2カ月くらいまでの新生児期によく見られる状態です。過剰な皮脂で肌に炎症が起きると、「乳児脂《し》漏《ろう》性《せい》皮膚炎」と呼ばれる乳児湿疹が表れます。

その一方で、ほおやあごなど顔の他の部位と、体はとても乾燥しています。すねや足首は皮脂の分泌が少ないので粉を吹いたような状態になったり、腕や足のシワは乾燥して、ひび割れてしまうことも。

股からおしりにも注意が必要です。うんちの中に含まれる消化酵素や、おしっこの中のアンモニアなどが皮膚を刺激し、股の内側、肛門のまわり、おしりなどが赤くなったり、ただれたりすることがあります。ていねいなスキンケアが必要な部分です。

〈新生児期以降～3歳くらいまで〉

子どもの肌は毎日成長し、**表皮の完成は3歳くらいが目安**といわれています。大人と比較して、乳幼児期の肌は皮脂の分泌がとても少ない状態が続きます。寒い冬の日に、子どものほおが赤くなっているのを見ることがありますね。これは血色がよいのではなく、皮膚がパリパリに乾燥して炎症を起こし始めているからなのです〈図2-4〉。

この時期は離乳食から普通食へと進んでいくので、食べ物のカスなどが口のまわりに残り、赤くなりやすいので注意します。指しゃぶりなどで手も非常に荒れやすいので、こまめに保湿をするというケアが必要です。

〈図2-3〉

新生児に多い肌トラブルの部位

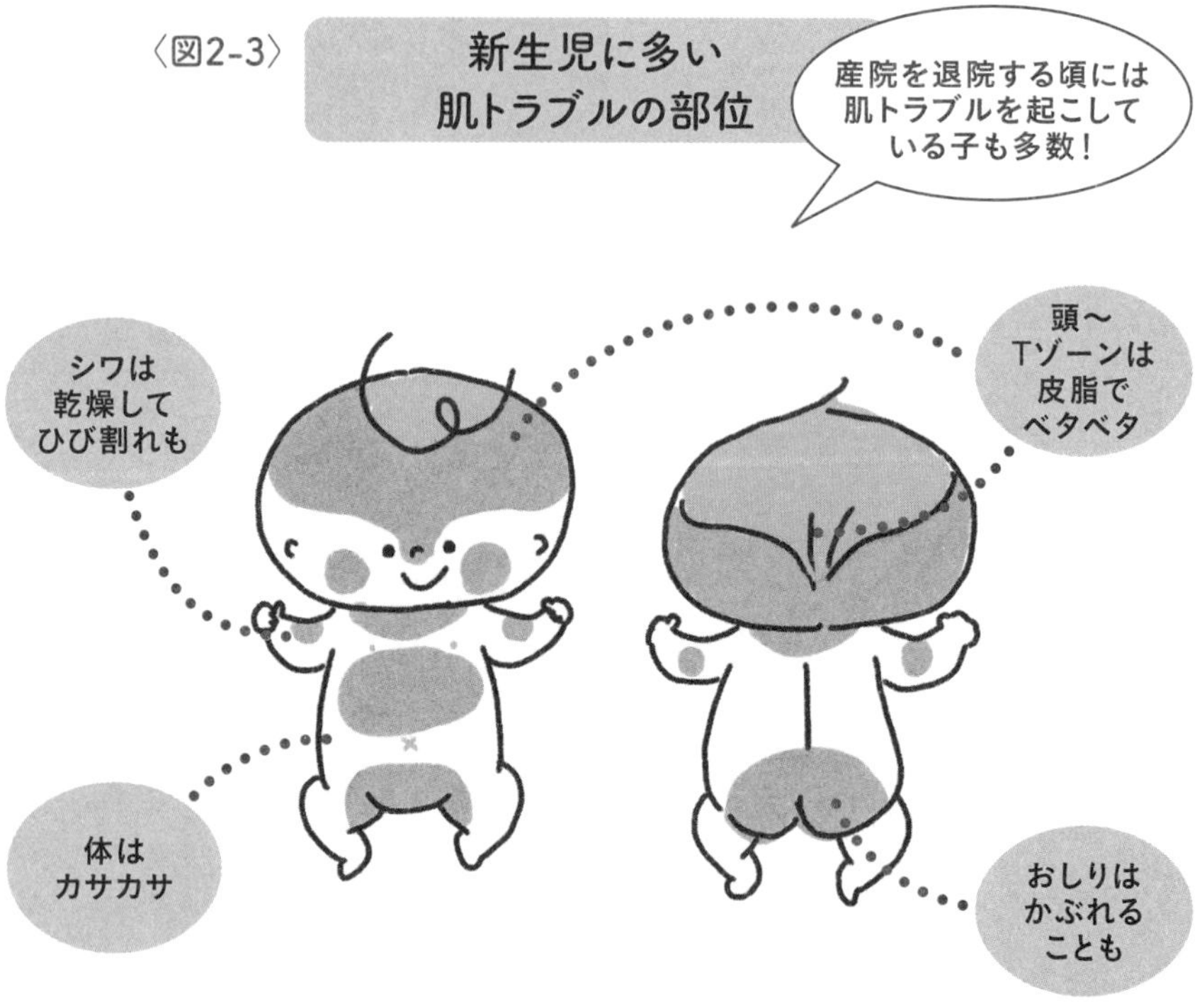
産院を退院する頃には肌トラブルを起こしている子も多数！
シワは乾燥してひび割れも
頭〜Tゾーンは皮脂でベタベタ
体はカサカサ
おしりはかぶれることも

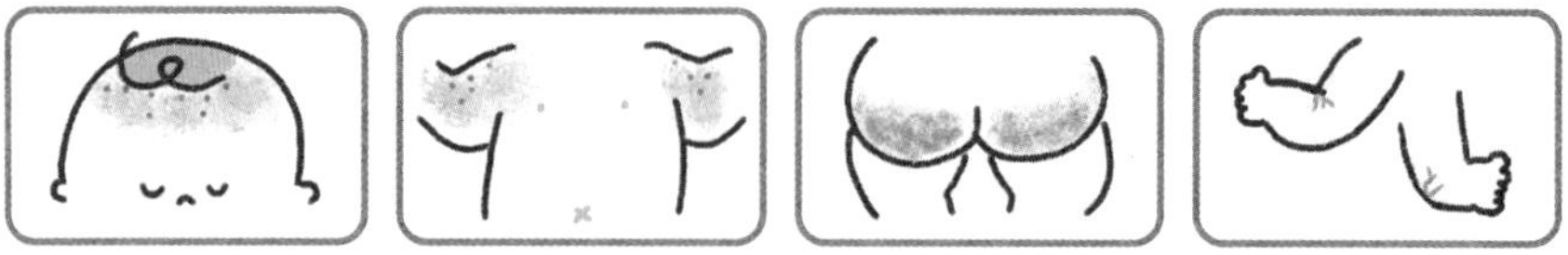
頭・おでこ
体
おしり
腕・足

頭・おでこ
ブツブツやにおい、ベタつきなど。ヘア専用シャンプーで皮脂をしっかり落として。

体
カサつきやすいので、毎日の保湿ケアでうるおいを補うことが必要。

おしり
新生児の「胎便」で、早くもかぶれる子も。汚れをきれいに落として保湿を。

腕・足
シワがひび割れることも。体は乳液よりも、クリームでのケアが◎。

〈図2-4〉 3歳までの赤ちゃんに多い肌トラブルの部位

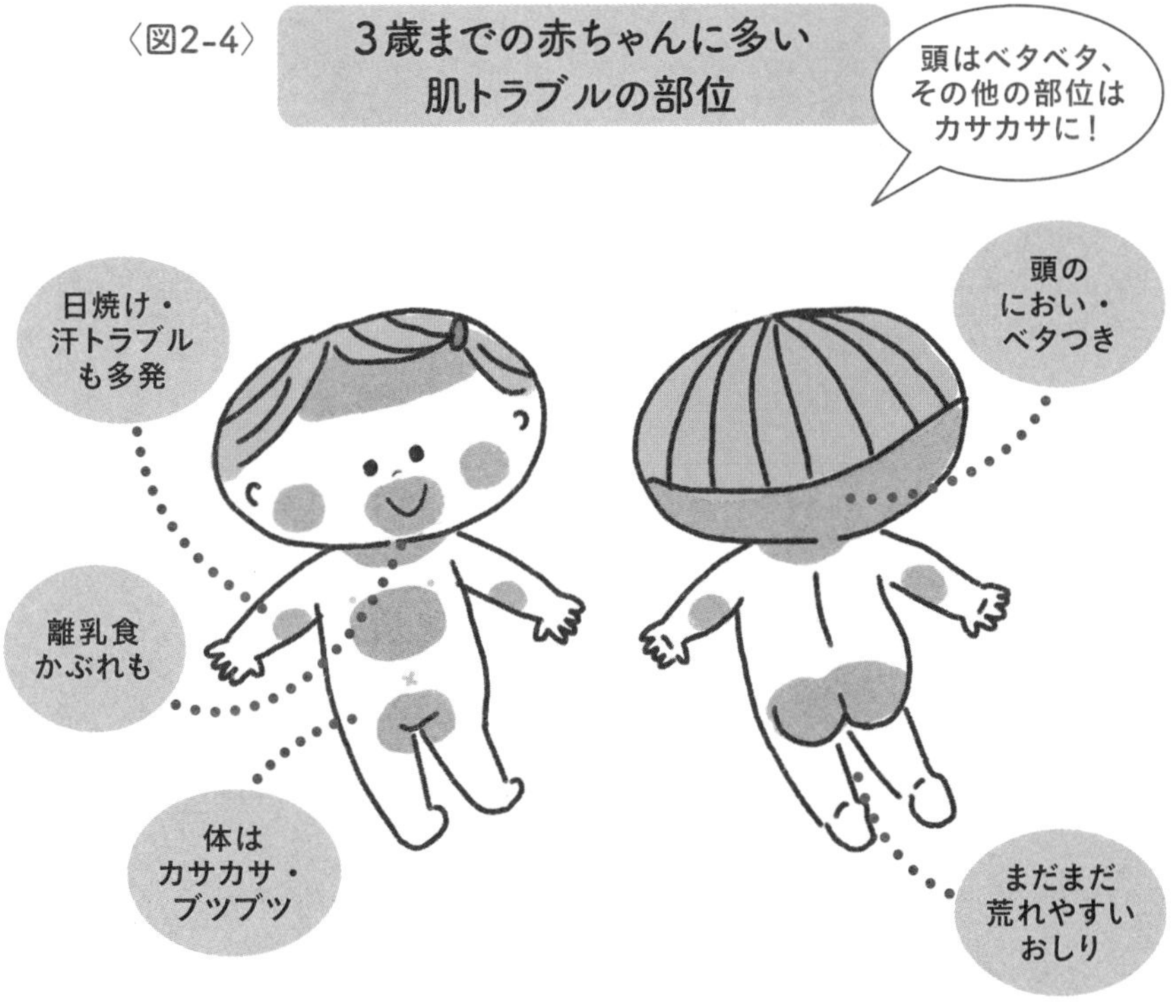
頭はベタベタ、
その他の部位は
カサカサに！
日焼け・
汗トラブル
も多発
頭の
におい・
ベタつき
離乳食
かぶれも
体は
カサカサ・
ブツブツ
まだまだ
荒れやすい
おしり

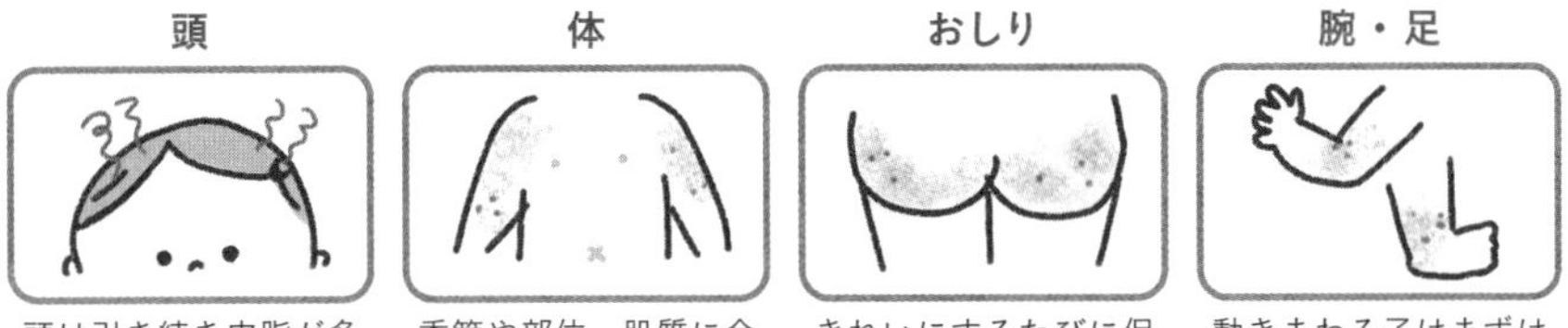

頭は引き続き皮脂が多くベタつきやフケ、においが出やすい。

季節や部位、肌質に合わせて、乳液またはクリームで毎日保湿を。

きれいにするたびに保湿をして、刺激から肌を守って。

動きまわる子はまずは乳液で全身保湿し、カサつくところにクリームを重ねても◎。

外遊びも活発になり、体をたくさん動かします。曲げ伸ばしが多いひざの裏側、足首などは乾燥しやすい部分ですし、紫外線やほこりなど、肌への刺激も増えます。２〜３歳は「自分でやりたい」という気持ちが強まる時期なので、本人のやる気をサポートしながら、上手にスキンケアを進めたいですね。

まとめ

- 赤ちゃんの肌には①「乾燥しやすい」②「表皮が薄い」③「暑がりで汗っかき」④「紫外線に弱い」という４つの特徴があります。
- 新生児期の肌は、頭・Ｔゾーンがベタつき、それ以外は乾燥しています。

２　赤ちゃんのＨＯＷ ＴＯ スキンケア（洗う編）

赤ちゃんのスキンケアで、最初の基本になるのが**「１日１回は洗浄料を使って、全身をきれいにする」**ということ。洗浄料は使わずにガーゼを使って赤ちゃんの全身をゴシゴシ洗い、シャワーも使わずにベビーバスの湯をかけ流して終わり、という昔ながらの入浴法を行っているお母さんや産院もまだあるようですが、大学病院などでは赤ちゃんの肌の健康にもっとも適した入浴法について研究が行われています。

スキンケアというと、保湿に注目する人が多いのですが、まずは正しく汚れを落とすことが第一歩です。

洗浄料を使って、きちんと汚れを落とさないと、脂漏性湿疹や汚れによる肌荒れを起こしやすくなりますし、デリケートな肌をゴシゴシこすったり、使った洗浄料をきれいに落とし切れていなかったりすると、肌の刺激になってトラブルを起こすこともあります。


それではお風呂の入り方をチェックしましょう。次の7つの項目が基本です。

❶ 洗浄料はよく泡立てて使う

洗浄料はせっけんや液体をそのまま皮膚につけるのではなく、しっかりと泡立てて使うと肌への刺激が少なく、汚れもきれいに落としてくれます。泡立てネットなどを使うのもよいですし、泡状洗浄料も便利でおすすめです。

❷ ガーゼは使わず、大人の手でやさしく洗う

ガーゼという素材は繊維が強いので、赤ちゃんの肌には刺激が強すぎます。沐浴布としてかけるのはいいですが、肌を洗うのには適しません。お母さん、お父さんの手でやさしく洗いましょう。

❸ 顔も体も低刺激のベビー用シャンプーを使う

顔・体用シャンプーの泡を全身につけて、なでるようにして洗います。首のつけ根、わきの下、腕や足のくびれやつけ根は汚れが残りやすいので、指先を入れて洗います。体の前面が終わったら、体の後ろ側も忘れずに。赤ちゃんの背中を洗い、最後におしりまわりを洗いましょう。

❹ 顔も泡できちんと洗う

赤ちゃんの顔は涙、よだれ、ほこりなどで汚れています。目や口に入っても

〈図2-5〉 顔・体・頭の洗浄料を使い分ける

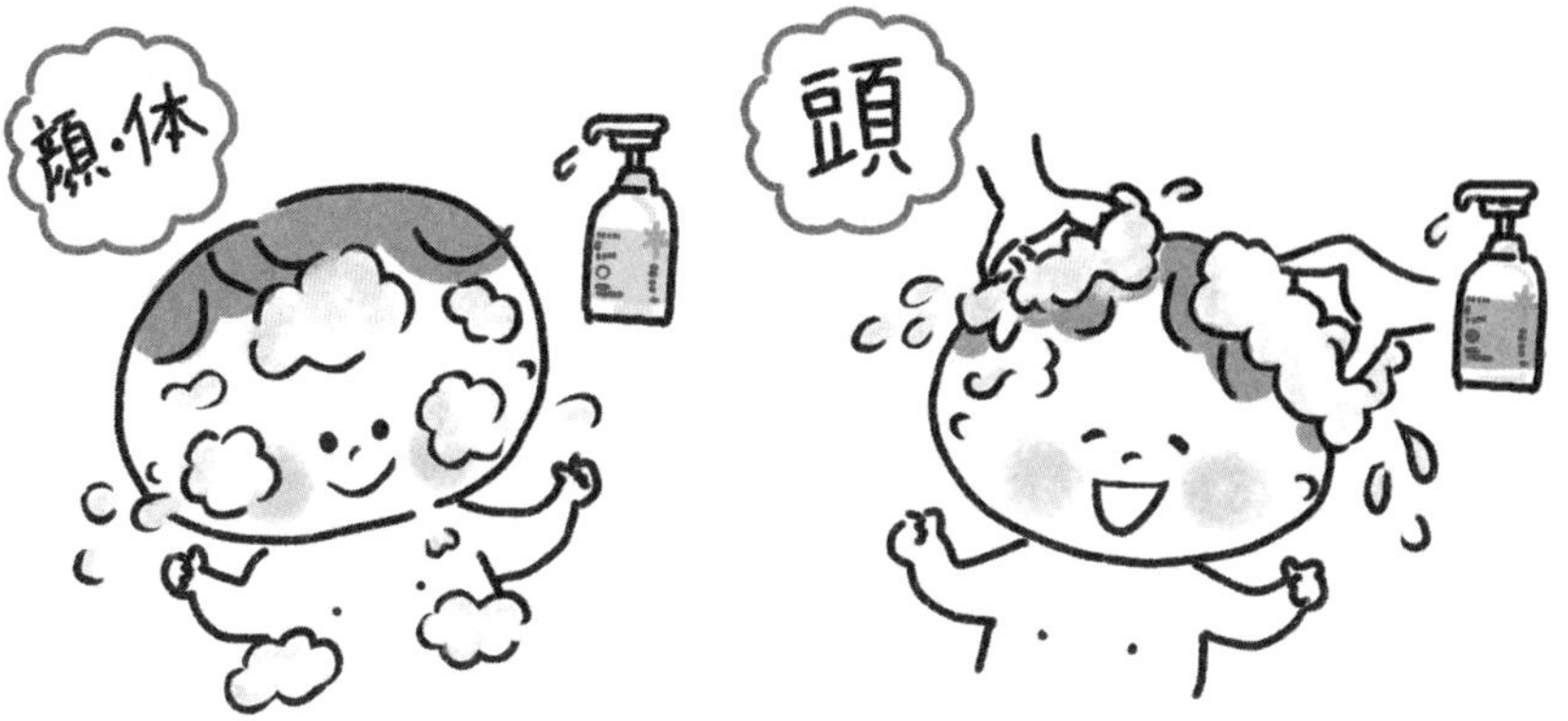

問題のない低刺激の顔・体用シャンプーの泡を顔全体につけて、指先でくるくるとやさしくなでるように洗います〈図2-5〉。Tゾーンは特に皮脂が多いので、ていねいに洗いましょう。新生児期は、きちんと余分な皮脂を落とせるヘアシャンプーでTゾーンを洗ってもOKです。

❺ 髪の毛（頭部）にはヘアシャンプーを使う

赤ちゃんの頭は皮脂を多く分泌するので、オールインワンタイプではなく、ベビー用のヘアシャンプーを使いましょう。よく泡立てたヘアシャンプーを頭全体にまんべんなくつけて、指の腹を使い、頭皮をマッサージするように、しっかりと洗います。頭は唯一ゴシゴシこすっていい部分です〈図2-6〉。大泉門（頭頂部のく

〈図2-6〉

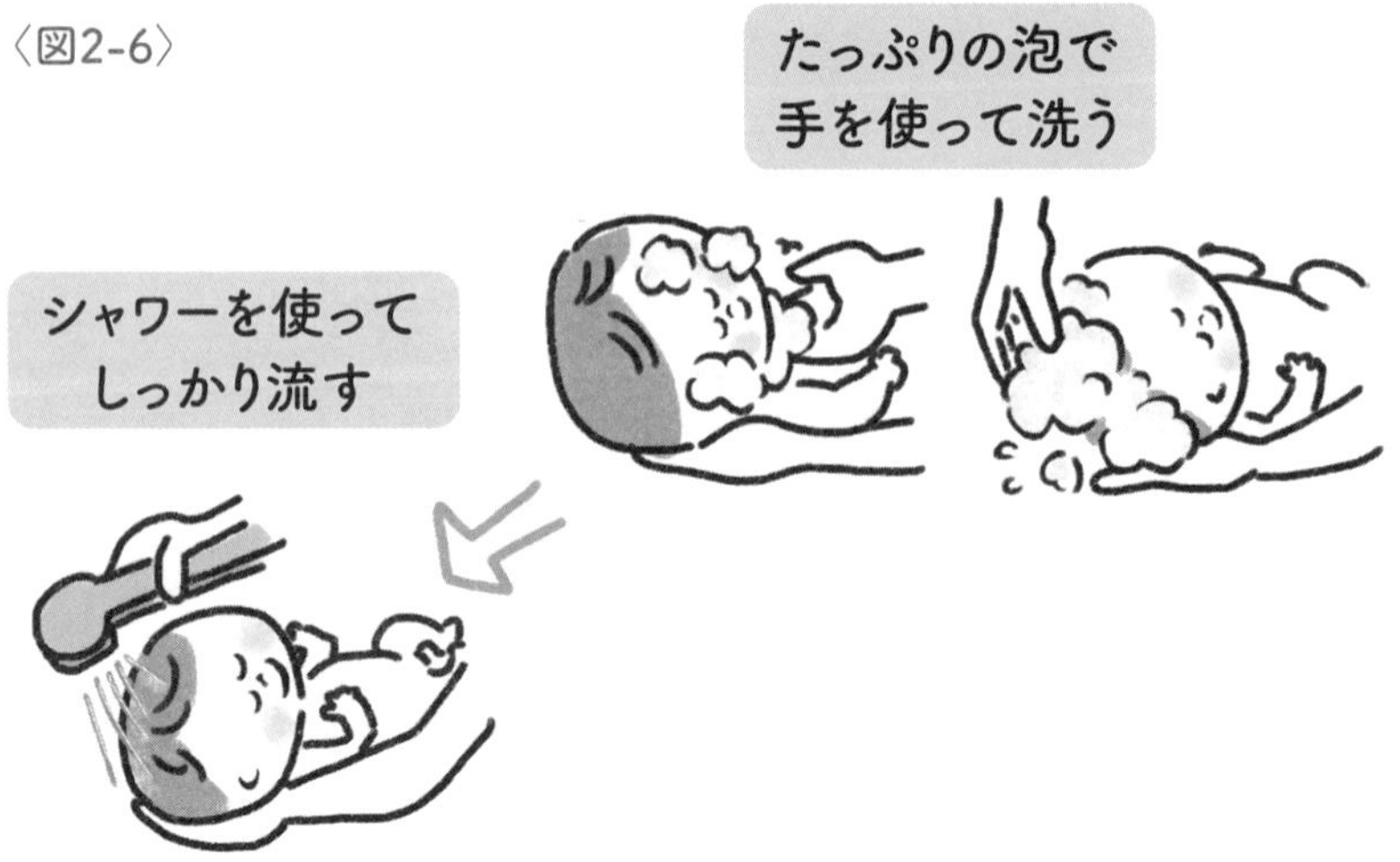
たっぷりの泡で
手を使って洗う
シャワーを使って
しっかり流す

ぼみ）も押し込まなければ大丈夫ですので、泡できちんと洗いましょう。

❻ シャワーのお湯で流す

ベビーバスの中に入れたお湯で洗い流すという昔風のやりかたでは、洗浄料が十分に流しきれません。38〜39℃くらいのお湯で、ソフトな水圧のシャワーですっきりと洗い流しましょう。髪の毛を洗ったら、少し頭を起こすようにしてシャワーをかければ、耳や鼻にお湯が入るのを防ぐことができます。耳をふさぐ必要もありません。顔も同様にシャワーで洗い流します。顔にお湯がかかれば、赤ちゃんは自然と目をつぶるので問題ありません。湯船の温度も38〜39℃が適切とされています。お湯の温度が高すぎ

〈図2-7〉 タオルでこすらず押し拭き

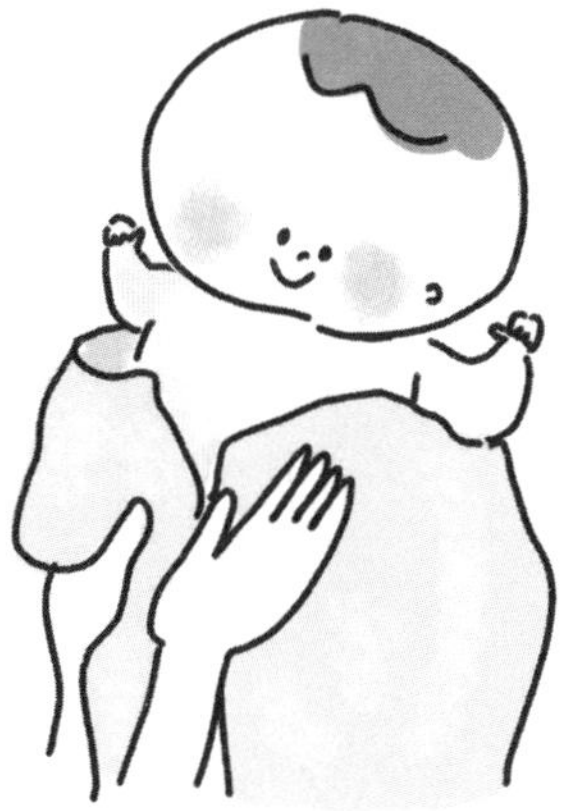

ると赤ちゃんの皮膚によくありません。

❼ お風呂上がりはすぐに、たっぷり保湿する

洗い終わったら、柔らかいタオルの上に寝かせて、やさしく押し拭きします〈図2-7〉。その際、肌をこすらないように注意しましょう。手足のくびれも忘れずに拭きます。

入浴後の肌はとても乾燥しやすいので、5分以内に保湿します。保湿の詳しい方法は次の項目をごらんください。

まとめ

- 赤ちゃんも1日1回、洗浄料を使って汚れをきれいに落としてあげましょう。
- 顔・体は、手を使って泡を広げるように洗います。シワの奥まで洗いましょう。
- ガーゼで肌をこするのはＮＧです。
- 頭は、毛量にかかわらず、新生児から赤ちゃん用のヘアシャンプーで洗います。
- 頭だけは唯一こすっていい部分。指の腹を使ってしっかり汚れを落としてあげましょう。
- お湯の温度は38〜39℃に。湯船につかる場合は3分以内を目安にしましょう。
- シャワーの清潔なお湯できれいに洗い流しましょう。シワの奥までていねいに。
- お風呂から上がったら、やわらかいタオルでやさしく押し拭きをして、5分以内に全身の保湿ケアをします。

〈図2-8〉

**全身たっぷり保湿！
目安は一部位ワンコイン**

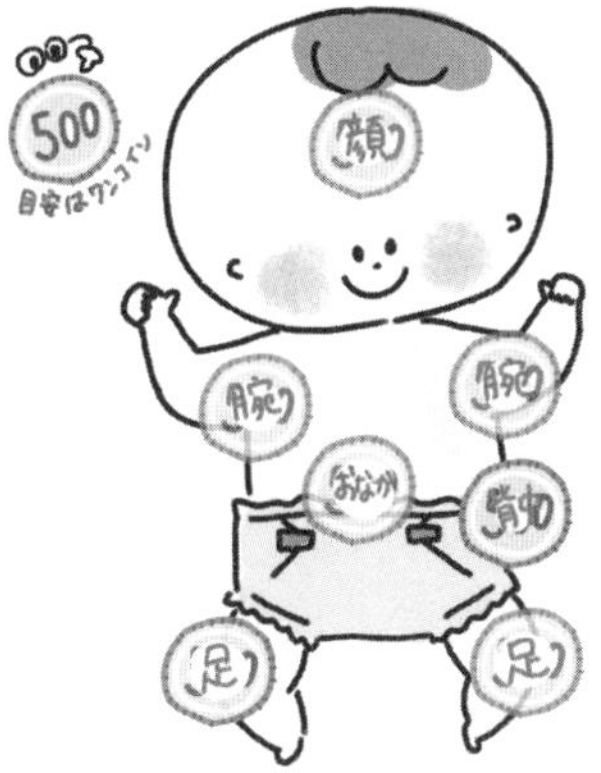
500
目安はワンコイン
顔
腕
腕
おなか
背中
足
足

3 赤ちゃんのＨＯＷ ＴＯ スキンケア（保湿編）

赤ちゃんの未成熟な肌を守るために、日々の保湿はとても大切です。次の４つのケアをぜひ実践してください。

❶ 保湿剤はたっぷりすみずみまで塗る

入浴のあとは5分以内に顔も体もテカテカになるくらい、全身にたっぷりと保湿剤を塗ってあげるのがポイントです。顔、腕、おなかなど、パーツごとに五百円玉1枚分くらいの分量の保湿剤を使いましょう〈図2-8〉。

保湿剤は水分と油分のバランスがいい乳液（乳状ローション）か、クリームタイプがおすすめです。湿気の多い季節は乳液を、乾燥する季節は、より保湿力の強いクリームを使うなど、肌の様子を見ながら使い分けてください。

まず保湿剤をたっぷりと手に取り、腕や足なら、つけ根から指先まで、すみずみまでのばします。また手足のくびれもやさしく広げて、塗りましょう。胴体は、おなか・背中・わき腹まで忘れずに保湿剤をのばしましょう。保湿剤を浸透させようとゴシゴシこすったりすると、肌表面の角質層が傷み、トラブルの原因になります。

衣服に覆われていない顔は、外からの刺激が多いので要注意です。おでこ、鼻、ほお、あご、口や目のまわり、そして耳の裏、耳切れしやすい耳のつけ根なども忘れずに、すみずみまで保湿剤を塗ります。

❷ 日中もこまめに保湿をする

保湿はお風呂上がりだけではなく、いろんな場面でこまめに実践しましょう。朝、起きたら、よだれや目やに、寝具のほこりなどで赤ちゃんの顔は汚れています。ぬれタオルでそっと押し拭きしたあと、顔も体もていねいに保湿しま

〈図2-9〉

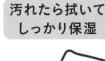

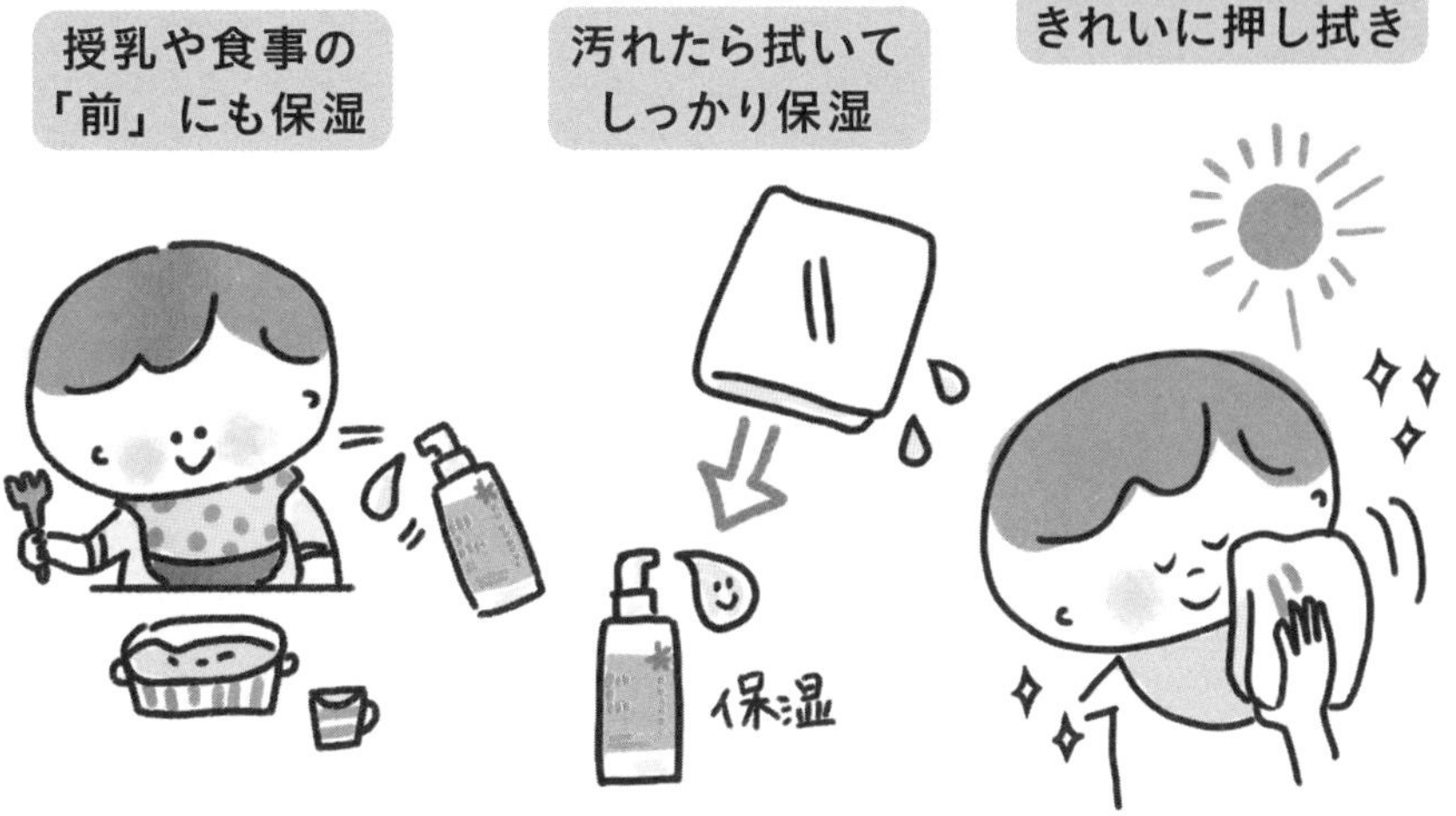

授乳や食事の
「前」にも保湿
汚れたら拭いて
しっかり保湿
朝起きたら顔を
きれいに押し拭き

す〈図2-9〉。着替えの際は、保湿ケアをしながら肌にトラブルがないかもいっしょにチェックしましょう。汗をかいていたら、やさしく拭き取ってから、保湿をします。

❸ 食事の前後にも保湿を忘れずに

授乳や離乳食を与える前に、口のまわりに保護クリームを塗っておくと、皮膚のバリア機能がアップします。ミルクや食べ物の塩分、よだれに含まれる消化酵素などの刺激物が口のまわりについていると、肌荒れを起こしにくくなります。口のまわりが赤くなりやすい赤ちゃんの場合は、必ず「事前」に保湿をして、その上から保護クリームを重ねましょう。食事のあとも、ぬれタオル、ウエットティッシュなどでやさしく拭き、再度、保湿ケアをしておきます。

❹ おしりの保湿もていねいに

おむつは、汚れたらこまめに替えるのが鉄則です。おむつを外したら、強くこすらないように注意しながら、汚れをきれいに落とし、保湿までをワンセットのケアにします。おむつの中はいつも蒸れた状態で、ふやけた肌におしっこやうんちの汚れがつくと、かぶれなどを引き起こしやすくなります。保湿ケアで肌を整えることで、肌のバリア機能を高めましょう。

まとめ

- お風呂上がりと朝は、全身の保湿ケアをしましょう。
- 汚れを落とすときは、乾いた布やティッシュはNG。やわらかいおしぼりやウェットティッシュで押し拭きしましょう。
- 汚れを落としたら、必ず保湿ケアまでをワンセットに。おむつ替えの際にも保湿ケアをすることで、蒸れや排泄物の刺激による肌荒れを予防します。
- 食事の前に保湿ケアをして、保護クリームも塗っておくと、食べ物やよだれの刺激による肌荒れを予防できます。

4 赤ちゃんのHOW TO スキンケア（季節別編）

日本には四季があり、それぞれの季節で気温や湿度が大きく変わります。肌に与える影響も異なるので、春夏秋冬を意識したケアを心がけましょう。

〈春〉

春先は風も強く、まだまだ空気が乾燥しています。冬と同じように、しっかりと肌の保湿を行ってください。４月以降は紫外線量が真夏と変わらないくらい多くなるので、日差しの強い環境では日焼け対策が必要です。赤ちゃんにも使えるＵＶ製品を使うと安心です。日焼け止めなどを塗る前は、肌の保湿も忘れないようにしましょう。

この時期はスギやヒノキなどの花粉にも注意。「花粉を家に持ち込まない対策」＋「こまめな掃除」で、室内からアレルゲンを取り除きましょう。

〈夏〉

高温多湿の夏は、暑さと汗への対策が欠かせません。人間は25℃で発汗するといわれています。室内は22〜23℃を目安に、エアコンを活用しましょう。

汗をかくことは、体温を下げる意味でも重要ですが、放置するとあせもなどの肌トラブルの原因になります。赤ちゃんが汗をかいたら、ぬれタオルなどでやさしく拭くか、シャワーでさっと洗い流しましょう。ただし、洗浄料を使うのは1日1回に。汗はシャワーできれいに落とすことができます。シャワーのあとは全身の保湿も忘れずに。

ベビーカーで外出の際は、特に暑さへの注意が必要です。路面からの照り返しで、赤ちゃんの体は熱をまともに受けています。脱水症状を起こさないよう、水分補給に注意し、長時間の外出は控えましょう。

夏はダニ・カビが繁殖しやすい季節です。ふとんはよく日に干して、仕上げに掃除機をかけます。高密度繊維のカバーをかけ、ダニが出るのを防ぐ方法もあります。カーペット・畳にはダニが発生しやすいので、こまめに掃除機をかけましょう。ぬいぐるみもダニの温床になるので、洗えるものを選びます。

夜間も十分に気温が下がらない日が少なくありません。汗は放置して10分ほどでも、あせもになるといわれています。朝、起きたらびっしりあせもができているということも少なくありません。暑い日は、できれば夜もエアコンをつけておきましょう。

〈秋〉

やっと涼しくなって、ホッとする季節の到来ですが、紫外線を浴びた肌にはダメージが残っています。空気が乾燥する日も増えてくるので、保湿ケアを心がけます。秋冬の保湿ケアはクリームへ切り替えるのがおすすめです。

秋も、ブタクサ、ヨモギなどの花粉が増えるので、室内に花粉を持ち込まないよう気をつけてください。掃除をこまめにする、玄関に入る前に体や髪の毛についている花粉を払い落とすなど、細かな気遣いが赤ちゃんを守ります。

〈冬〉

屋外も室内も、カラカラに空気が乾燥する冬は、肌にも大きなストレスがかかります。部屋の中はしっかりと加湿し、肌は十分な保湿を心がけましょう。

暖房を使用する際は、暑くなりすぎないように温度を確認します。最近、冬にあせもをつくってしまう赤ちゃんが増えています。室温は22～23℃を目安にし、必要以上に厚着をさせないように注意しましょう。また、室内は加湿器で湿度を50％台に保つことも大切です。

〈図2-10〉服装は、厚着＆素材に気をつけよう

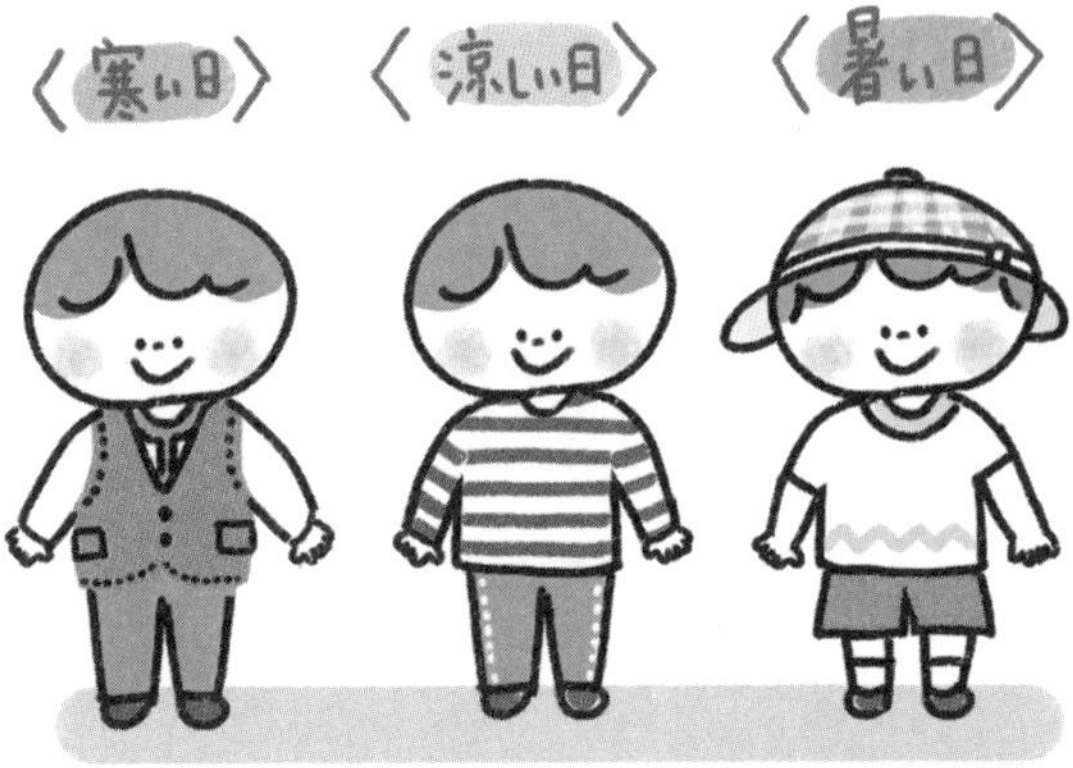

カーディガンやベストなど脱ぎ着しやすいものを重ねると◎。

〈未熟な肌への過度な刺激はトラブルのもとに〉

お母さんがよかれと思ってやっていることが、赤ちゃんの未熟な肌には逆にストレスになることもあります。一年を通して気をつけたいポイントをチェックしましょう。

●厚着のさせすぎに注意する

新陳代謝の活発な赤ちゃんは、大人よりもずっと汗っかきです。また熱のこもりやすいおむつを常につけているので、よけいに暑さを感じています。「赤ちゃんの服装は大人より1枚少なく」を目安にしましょう〈図2-10〉。

蒸し暑い夏は重ね着を避け、肌着、またはTシャツなど、吸湿性の高い素材でできた服を1枚だけ着せます。汗をかいたら、こまめに着替えさせましょう。ロンパース、カバーオールなど上下がつながった服も熱がこもりやすいので、生後4カ月を過ぎる頃から、上下が分かれた服を着せるようにします。

●ちくちくゴワゴワはNG

入浴時にガーゼで体をこするのは、肌への刺激が大きいので避けるのが基本です。これと同様に、身につける素材もちくちくゴワゴワはNGです。デニムのような厚手でゴワゴワした生地の服、きついゴム、冬場のチクチク素材やモコモコファーなど、肌に刺激を与える飾りなどがついた服は避けましょう。やさしい綿素材の生地でも、洗濯を繰り返すと、硬くなって肌を刺激することがあります。特に肌着などはお下がりを使わず、買い換えるのがおすすめです。

●外出時は日焼けに注意

春や秋もしばらくは紫外線が強い日が続きます。日差しの強い季節はベビー

〈図2-11〉

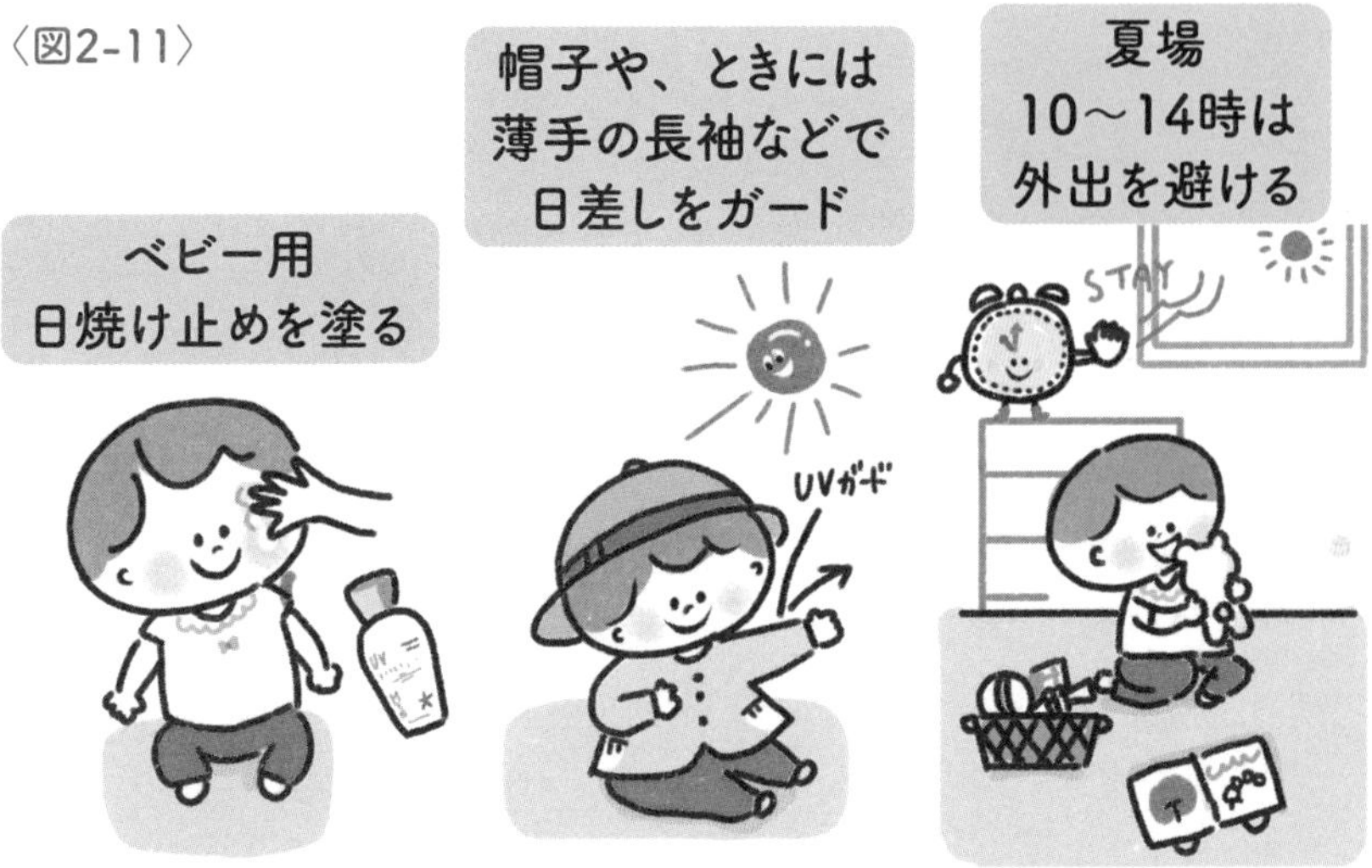
ベビー用
日焼け止めを塗る
帽子や、ときには
薄手の長袖などで
日差しをガード
UVガード
夏場
10〜14時は
外出を避ける
STAY

カーに屋根をつけ、つばの広い帽子、薄手の長袖などで赤ちゃんの肌を守ります。また紫外線の強い10〜14時の間は、できるだけ外出を避けましょう〈図2-11〉。

衣類でカバーできない手、顔、耳、首の後ろなど、直接太陽に当たる部分には日焼け止めを塗ります。汗をかいたら、ぬれタオルでやさしく押し拭きし、保湿剤と日焼け止めを塗り直します。日焼け止めは、日常使いならSPF15〜25程度、PA++程度のベビー用の製品を選びましょう。クレンジング不要で、ベビー用の顔・体用シャンプーで簡単に落とせるものがおすすめです。

以上、赤ちゃんのスキンケアについて具

体的にご説明しましたが、いかがでしたでしょうか。

赤ちゃんのスキンケアは、その日の肌の調子を整えるという意味だけでなく、この先の赤ちゃんの長い一生に関わる、とても大切なお世話です。次の項目では意外と知られていないスキンケアのメリットについて、整理してみましょう。

まとめ

- 春は保湿に加えて、UVケアや花粉対策も取り入れて。
- 夏は汗対策を。汗はシャワーで流すか、やさしく押し拭きを。
- 秋冬の保湿ケアはクリームに切り替えて。室内の乾燥にも注意を。
- 赤ちゃんの服装は、「大人より1枚少なく」を目安にしましょう。
- ちくちくゴワゴワの衣類はNGです。
- 外出時は日焼けに注意。ベビー用日焼け止めを活用しましょう。

5 知ると続けられる！ 赤ちゃんのスキンケアのメリット

メリット❶ 未熟な状態の肌のトラブルを防ぐ

私たちの肌の表面は「皮脂膜」によって守られています。皮脂膜とは、皮脂腺から分泌された皮脂と、汗腺から分泌された汗などが混じり合ったもの。正常な肌は角質がすき間なく重なり合った上に皮脂膜があり、その皮脂膜は、肌表面からの水分蒸発を防ぎ、異物の侵入を防ぐ「バリア機能」を担っています。

しかし、赤ちゃんの肌は水分・油分ともに不足していて、角質の間もまだスカスカ。皮脂膜の形成も不十分で、バリア機能が未熟な状態です。なにもケアをしないと、すぐに肌荒れを起こしてしまいます。毎日のスキンケアで、足りない水分・油分をきちんと補うことが、カサカサ・ブツブツなどの肌荒れの予防につながります。

メリット❷　アトピー性皮膚炎などアレルギーの発症予防になる

バリア機能が未熟な赤ちゃんの肌は、角質層の細胞と細胞の間にすき間ができてしまい、そこからさまざまなアレルゲン（アレルギーの原因物質）が入り込んで、食物アレルギーやアトピー性皮膚炎などを発症しやすくなります。毎日のていねいなスキンケアによって肌のバリア機能を補っていけば、アレルギーの原因物質が肌から侵入しにくくなります。免疫の過剰反応を抑えることになり、アレルギー発症の予防につながっていきます。

メリット❸　生涯にわたるすこやかな肌づくりへ

3歳までに肌トラブルを繰り返すと、大人になってからも肌の不調が起こりやすくなるといわれています。

成長の途中で肌荒れを繰り返すということは、肌の基盤にダメージを与えてしまっているということ。逆に考えれば、毎日のスキンケアで肌トラブルを予防していけば、トラブルの起こりにくい、すこやかな肌の基盤をつくることになります（図2-12）。

〈図2-12〉 **未熟な肌も毎日のスキンケアでトラブル知らず！**

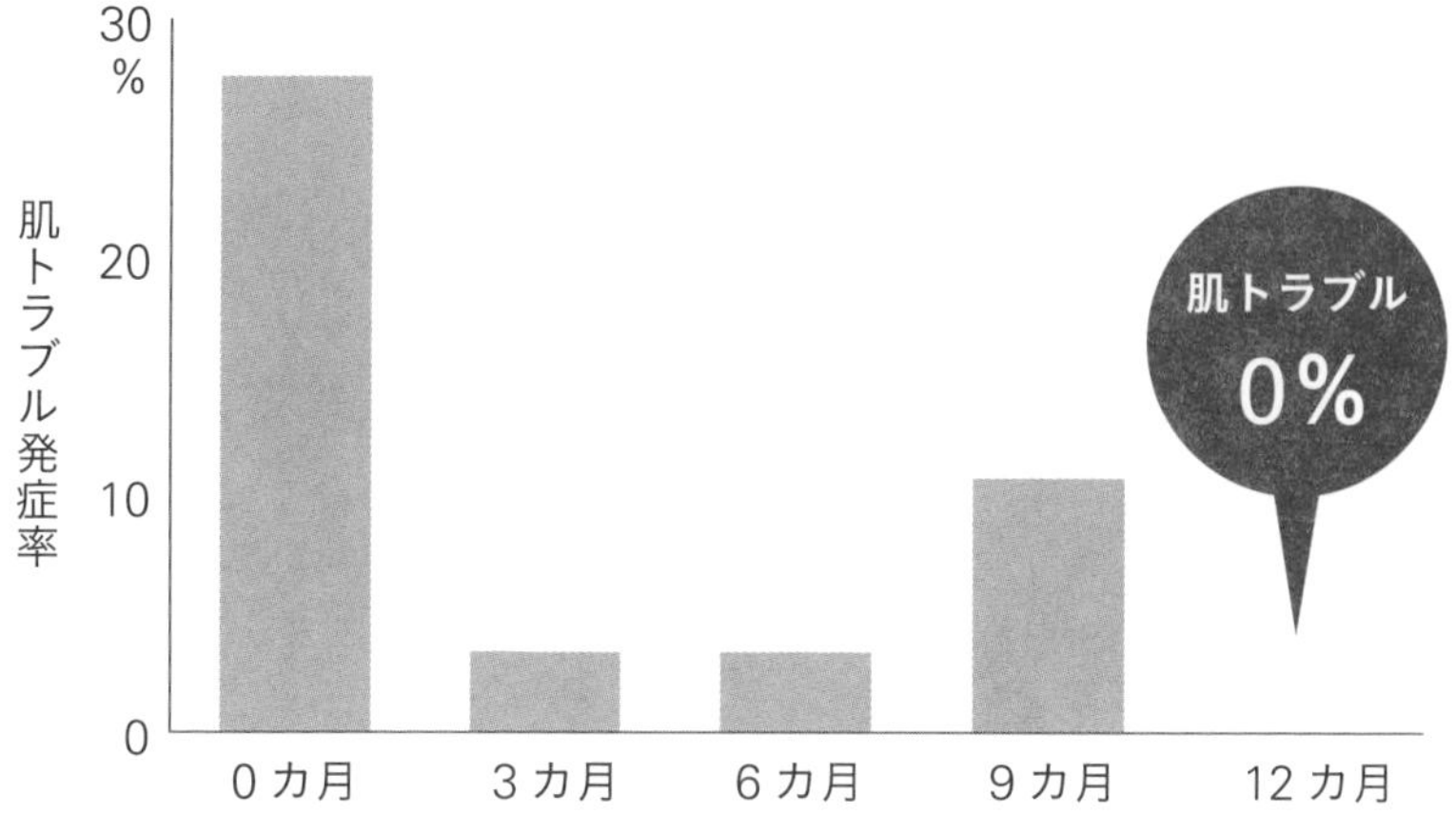

※京都の島岡医院における皮膚トラブル（%）2001年4～6月生まれの29例（12カ月は12例）
出典：日本小児皮膚科学会報誌別刷2002年11月号

赤ちゃん期の正しい洗浄・保湿のスキンケアは、肌本来の力が備わった一生モノの「基肌」をつくることがゴールです。親から子どもに贈る、まさに一生モノのプレゼントなのです。

メリット❹　タッチケア（スキンシップ）の効果で母子の心の健康にも好影響

赤ちゃんと目と目を合わせてスキンケアをすると、赤ちゃんは全身の肌で親の手の温かさを感じ、脳が強く刺激されます。「自分はこんなに愛されている」ということを、肌を通して直接感じることができるので、親子の絆が強まり、自己肯定感や情緒の安定につながるといわれています。

このつながりはお母さんの体の中にも作用します。愛情ホルモンの「オキシトシン」の分泌が高まり、産後うつなどの予防になると考えられています。

また赤ちゃんをやさしくマッサージすると、赤ちゃんの触覚が強く刺激されます。その信号が脳に届いて血流がよくなり、脳の発達が促されます。**スキンケアやベビーマッサージを通して筋肉や関節が自然と刺激され、体の動きが多様に、そしてスムーズになる**ことも期待できるのです。

以上、赤ちゃんのスキンケアの4つのメリットをあげました。

低年齢でお子さんを保育園へ預ける家庭も増えたり、習い事の早期化やデジタルの発達の影響などもあり、親子の触れ合いが減っている今こそ、スキンシップの大切さがあらためて注目されています。この年齢だからこそできる親子のスキンシップをぜひ楽しんでください。そして、一生涯にわたって肌荒れを防ぎ、アレルギーの予防にもなるなど、メリットがいっぱいの〝スキンケア〟。

ぜひ毎日の習慣にしていただきたいなと思います。

まとめ

- スキンケアをすると肌のバリア機能がアップ。未熟な肌のトラブルを防ぎます。
- バリア機能を整えれば、皮膚からアレルゲンが入り込みにくくなります。
- 赤ちゃん期の肌のトラブル予防は、生涯にわたる健康な肌づくりにつながります。
- タッチケア（スキンシップ）効果は親子の絆を深めるメリットも。

汗、紫外線は悪者ですか？

「汗」と「紫外線」は肌の大敵で、避けるべきものだという意識が強まっています。でも実は、どちらも大切な存在です。

暑いときは汗をかいて、体温を調整するのは体の大切な機能で、**適切に汗を**

かくことは「肌の機能を鍛える」ことにもつながります。これはアトピー性皮膚炎の症状がある子どもでも同様です。また適度に運動をして汗をかくというのは、すこやかな成長にとって欠かせないことなのです。大事なポイントは、不要に汗をかかせすぎないことと、汗をかいたあとのケアです。

アトピー性皮膚炎の子どもの場合、皮膚に残った汗の成分の影響で湿疹が出たり、かゆみが強くなって、肌の状態が悪化することがあります。汗をかいたら放置せず、そのつど、シャワーで洗い流したり、ぬれタオルで拭き取りましょう。汗を流す際は、洗浄料は使わずに洗い流してください。基本的に洗浄料の使用は1日1回にしましょう。そして仕上げの保湿も忘れずに行います。

紫外線に当たるということも、実はとても大事です。かつて母子健康手帳には「日光浴」をすすめる記述がありましたが、令和4年度においては「外気浴」という言葉に置き換えられています（次回の母子健康手帳の改訂から再び「日光浴」に戻すことが検討されています）。紫外線が怖いから、できるだけ子どもを日に当てたくないと思うお母さんが増えています。大人もシミや皮膚の老化などを過剰に心配して、太陽を避けるということを続けた結果、今、日本人の多くはビタミンD不足に陥っています。先進諸国の栄養調査を見ると、日本人は突出してビタミンD不足なのです。

紫外線を浴びると、ビタミンDは皮膚内で生成されます。ビタミンDをつくるのに必要な紫外線照射時間は季節と地域によって異なり、たとえば名古屋では、5月なら15分、12月なら50分ほど必要です（顔と両手の甲を日光に当てた場合※）。皮膚が赤くなるほど紫外線に当たるのはNGですが、ある程度の日光を浴びるのは自然なことですし、ビタミンDの生成、くる病予防にも重要です。日焼け止めを上手に活用し、なにごとも極端に走らず、バランスのよい生活を心がけましょう。

最近、魚介類を食べる食習慣が減ってきたことも、ビタミンD不足の一因になっていると考えられます。ビタミンDはイワシ、サケ、サンマなどの魚類に豊富に含まれているので、ふだんの食事にぜひ取り入れましょう。

※国立環境研究所 地球環境研究センター

スキンケア製品選びにも注意が必要です

「ピーナッツオイルでスキンケアをしていた赤ちゃんは、将来ピーナッツアレルギーになる子が多かった」※という研究発表があります。せっかく赤ちゃんのためを思って毎日スキンケアに励んだのに、それが原因で肌荒れを起こしたり、アレルギーを発症してしまっては、元も子もありません。毎日使う洗浄料・保湿剤は、赤ちゃんの繊細な皮膚に負担にならないものを選ぶことが重要です。

次の４つの項目を確認してください。

❶ 低刺激・赤ちゃん用の洗浄料を選ぶ

大人の肌なら問題のない製品でも、赤ちゃんの皮膚に安心だとは言い切れません。トラブルのリスクを減らすためにも、不要な成分の入っていない低刺激の洗浄料を選びましょう。製品の安全性を確認するには次の項目をチェックしてください。

● アレルギーテスト（皮膚アレルギーテスト）を実施している

- 食物アレルギーテストを実施している
- 新生児・乳幼児での連用テストを実施している
- 肌に刺激となる可能性のあるもの、肌トラブルのリスクになるものが入っていない（香料・着色料・パラベン・アルコール［エタノール］）など

❷ 洗浄料・保湿剤は弱酸性のものを選ぶ

トラブルのない健康な皮膚は弱酸性です。アルカリ性の洗浄料で体を洗いすぎると、皮膚に炎症が起きたり、皮膚がアルカリ性に傾き、黄色ブドウ球菌が繁殖する可能性もあるので要注意。洗浄料・保湿剤は弱酸性の製品を選びましょう。

一般的に「液体洗浄料は弱酸性、固形せっけんはアルカリ性」と考えられますが、液体洗浄料でもアルカリ性のものがあるので、「弱酸性」と書かれたものを選ぶと安心です。

❸「オーガニック」にも注意が必要

有機栽培の植物原料などからつくられているオーガニックをうたうスキンケアの中には、アレルギーの原因となる抗原がきちんと除去されていないものもあります。植物などから抽出し、精製されていない成分を、赤ちゃんのデリケートな肌に繰り返し塗ると、皮膚からアレルゲンが侵入し、アレルギーの原因になってしまうことも。赤ちゃんに使う製品は、皮膚アレルギーテストなどをクリアした、精製されたもの（アレルギーの原因物質が除去されたもの）が安心です。

❹アロマは赤ちゃんには不要

香料（アロマ）入りの洗浄料・保湿剤を使用すると、赤ちゃんによってはアレルギーを発症する原因になることもあります。繊細な赤ちゃんの肌には、香りのついていない低刺激な製品を選びましょう。

※ https://www.nejm.org/doi/full/10.1056/nejmoa013536

まとめ

- 洗浄料は、低刺激・赤ちゃん用を選びましょう。
- 洗浄料・保湿剤は弱酸性のものを選びます。
- 精製が不十分なオーガニック製品は注意が必要です。
- 洗浄料・保湿剤に香料（アロマ）は不要です。

Column

赤ちゃんでいる時間は短いもの。
スキンケアの時間を
愛情を伝えるスキンシップタイムに。

朝起きたら着替えとともに赤ちゃんの肌のケア。夜お風呂に入れたら、もう一度ていねいなケア。毎日のことですから、親御さんにとって赤ちゃんのスキンケアは手間のかかる作業かもしれません。でもそれは赤ちゃんの「基肌」をつくるための大切な時間。そして赤ちゃんにとって、お母さん、お父さんからの愛情を深く感じることができる特別な時間なのです。

育児のことで不安いっぱいのお母さん、お父さんは、なにかあるとすぐにスマホで検索してしまいがちです。気がついたら、赤ちゃんの顔より、スマホを見ている時間が長かった、ということになりかねません。

赤ちゃんが赤ちゃんでいる時間は、実はとても短いものです。この大切なとき、赤ちゃんにたっぷりと愛情を注ぎましょう。

スキンケアをするときには、どうぞ赤ちゃんの顔を見て、目と目を合わせて、やさしく声をかけながら行ってください。すると、赤ちゃんは「ママやパパにこんなに愛されているんだ、大切にされているんだ」と全身で感じることができ、喜びます。信頼できるお父さん、お母さんが身近にいるという安心感に包まれて、心と体がすこやかに発達していきます。

日々のスキンケアは「やらなければいけない」ことではなく、最高の「スキンシップ」、親子の絆を強くする時間です。家事や雑事などやらなければいけないこともたくさんあるでしょうが、このときだけはいったん忘れて、赤ちゃんとの触れ合いをゆったりと楽しんでください。スキンケアを、親子でリラックスできる素敵な時間にしていただけたらと思います。

PART
3

もっと詳しく知りたい！アレルギーのない健康な「腸」を育てるコツ

お話／古賀泰裕先生

妊娠中のママ&赤ちゃんの腸を整えることがアレルギー予防のカギ

こんにちは。古賀泰裕です。私は感染症や消化器の免疫、腸内細菌などについて30年以上にわたって研究してきた医師です。近年はプレバイオティクスなど、腸に関する新たな研究も進めています。

このPARTでは、「アレルギーのない健康な『腸』を育てるコツ」をお伝えしていきます。このあと、少し専門的な話が出てきますので、まず冒頭でこのPARTの要旨を簡単にお伝えしたいと思います。

私たちの腸には、免疫機能の中心を担う免疫細胞の約70%が集中しています。アレルギー症状というのは、体に入ってきた異物に対して体内の免疫が起こす過剰な反応ですから、免疫細胞の暴走を抑え、適切に働かせることが、赤ちゃんのアレルギー予防につながります。

この大切な働きの強い味方になるのが、腸内にすむ善玉菌です。腸内には約

1000種類もの細菌がすんでいて腸内フローラ（腸内細菌叢）を形成していますが、そのうち約20％を善玉菌が占めています。この腸内フローラをよいバランスに保つための具体策が、2つあります。

1つ目は、**妊娠中からお母さんの腸を整えておくこと**。お母さんの子宮の中にいる間は赤ちゃんの腸内は無菌状態ですが、生まれる際に、産道や膣、肛門近くなどにいる腸内細菌をもらいます。その後も、赤ちゃんは抱っこや授乳の際に、お母さんからさまざまな菌を受け取り、自分の腸内フローラを形成していきます。つまり、お母さんの腸内フローラを整えておくことは、赤ちゃんの腸のためにもとても大切なのです。

2つ目には、**生まれたあとも、赤ちゃんの頃から腸活をしておくこと**。2～3歳くらいまでには腸内フローラのベースができあがりますから、その間に、規則正しい生活＋食事で、赤ちゃんの腸内環境を整えることが大切です。

毎日の食事のポイントについては、PART4で詳しくご紹介します。

善玉菌を増やす方法として、今注目をされているのが、「プレバイオティクス」。もともと腸内にすんでいるビフィズス菌などの善玉菌のエサになる物質です。腸にプレバイオティクスが入ると、善玉菌が喜んで活性化し、腸内フローラが整っていき、結果的に赤ちゃんにアレルギー疾患が起きにくくなるのです。

プレバイオティクスの中でも、特に「ケストース」は、アトピー性皮膚炎の症状も軽快した例もあり、とても**注目されている成分です**。お子さんのアレルギーが気になる親御さんは、ぜひ覚えておいてください。

では、ここから、腸についてさらに詳しくご説明していきましょう。

1 こんなにすごい！ 体を支える「腸」の働き

人の免疫には、T細胞、B細胞、抗体などがあります。76ページで少し触れましたが、**免疫機能の中心を担う大切な細胞の約70%が、なんと腸の中に集中しているの**です。

免疫細胞は、体内に入ってきた細菌などの異物から体を守るために、腸管免疫系というシステムをつくっています。T細胞、B細胞などの免疫細胞は腸壁のヒダの間に潜んで、病原菌が入ってきたら、すかさず捕らえて、体内への侵入を防ぐ働きをします。

人の体には「経口免疫寛容《けいこうめんえきかんよう》」という、優れた免疫のシステムがあります。人の体にとって異物ではあっても、口から入ったものはある程度免疫反応を起こさないという仕組みです。この働きも腸内の免疫細胞がつくりだしています。

免疫機能の働きと、腸内細菌バランスの深い関係

あらためて「腸」と腸内細菌の関係について考えてみましょう。

私たちの体は、口から食道、胃、腸、肛門まで、1本の管のようにつながっています。管の中は空洞で、食物や水分が通り抜け、入り口と出口は外の世界に直接、接するという不思議な構造をしているのです。さらに管の中には無数の細菌が存在し、特に腸の中には、多種多様な腸内細菌が約1000種類、数にして100兆個も暮らしています。顕微鏡で腸の様子をのぞくと、細菌叢がうっそうと茂る花畑のように見えることから「腸内フローラ」と呼ばれています。

〈図3-1〉 理想的な腸内環境

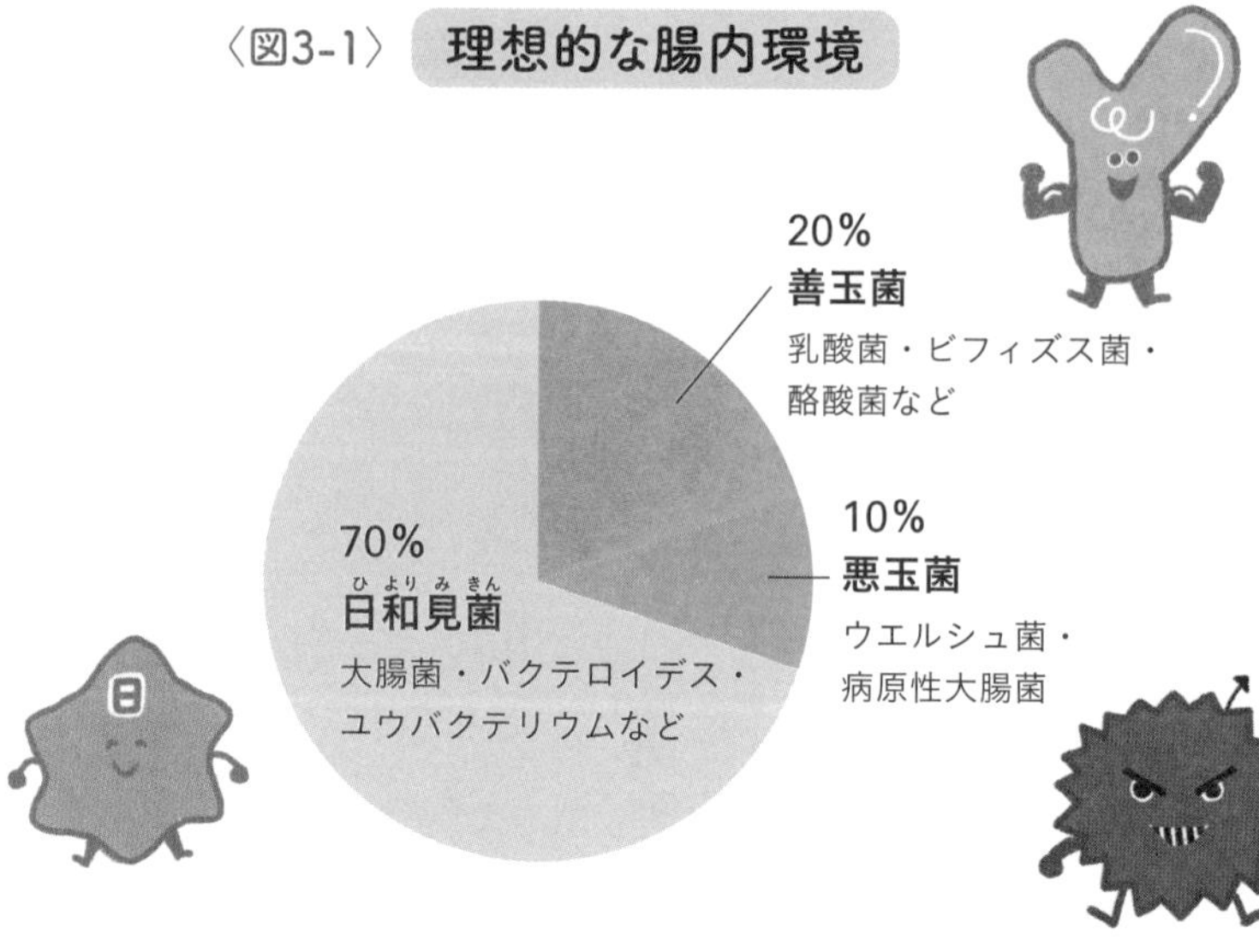

腸内細菌をおおまかに分類すると、「善玉菌」「悪玉菌」「日和見菌」の3種類です〈図3-1〉。

善玉菌は免疫機能をアップしてくれるなど、体によい作用をもたらしてくれる菌で、食物などから摂取する「プロバイオティクス」としても用いられています。ビフィズス菌や乳酸菌などが有名です。

悪玉菌は体に悪い作用を及ぼす菌で、病原性大腸菌、ウエルシュ菌、黄色ブドウ球菌などが知られています。そして、腸内細菌の約7割を占めるのが、連鎖球菌などの日和見菌です。ふだんはおとなしい菌ですが、悪玉菌が優勢になると、そこに加勢する性質があります。

私たちの腸の中はいつも、「善玉菌」「悪玉菌」「日和見菌」の細菌がせめぎ合っている状態なのです。

腸内フローラは人それぞれ。バランスのよさが大切

悪玉菌が一定以上に増えてしまうと、腸内のたんぱく質を腐敗させて、アンモニアなどの有害物質をつくりだしたり、下痢や便秘を引き起こすことがあります。ただし、肉類などのたんぱく質を分解して便として処理排泄するなど、体に大切な働きも担っているので、ある程度は腸内に生息する必要があります。

腸の健康を考えると、善玉菌・悪玉菌・日和見菌の3種類がバランスよく生息することが大切です。腸内細菌はとてもデリケート、食事の内容、生活習慣、抗生物質などの薬、加齢などの影響を受け、すぐにバランスが崩れてしまいます。

体の疲れや睡眠不足、風邪、ストレスなどでおなかの調子が悪くなった経験のある人も多いと思います。体調の悪化で腸内の善玉菌が劣勢に、悪玉菌が優勢になって、腸内細菌のバランスが崩れてしまったのです。

腸内細菌のあり方は人それぞれに異なります。自分の体にとって最良な状態を整えることが大切です。

まとめ

- 腸内に免疫細胞の7割が集合。腸が免疫機能の多くを担当しています。
- 腸内細菌は大きく「善玉菌」「悪玉菌」「日和見菌」の3つに分類されます。
- 腸内細菌の種類や腸内フローラは人それぞれ。自分のバランスを大切に。

2 赤ちゃんの腸はどんな状態？

赤ちゃんはお母さんの産道を通るとき、産道内にすんでいるお母さんの菌に触れ、体内に取り込みます。膣を通って生まれ落ちるとき、膣内や肛門に存在する腸内細菌をもらいます。ここにはビフィズス菌なども含まれています。またお母さんが新生児を抱き、授乳をすると、お母さんが皮膚表面などに持っている細菌を、赤ちゃんは自然と体内に取り入れて育っていくのです。こうして

〈図3-2〉 腸内細菌はお母さんから赤ちゃんへの贈り物

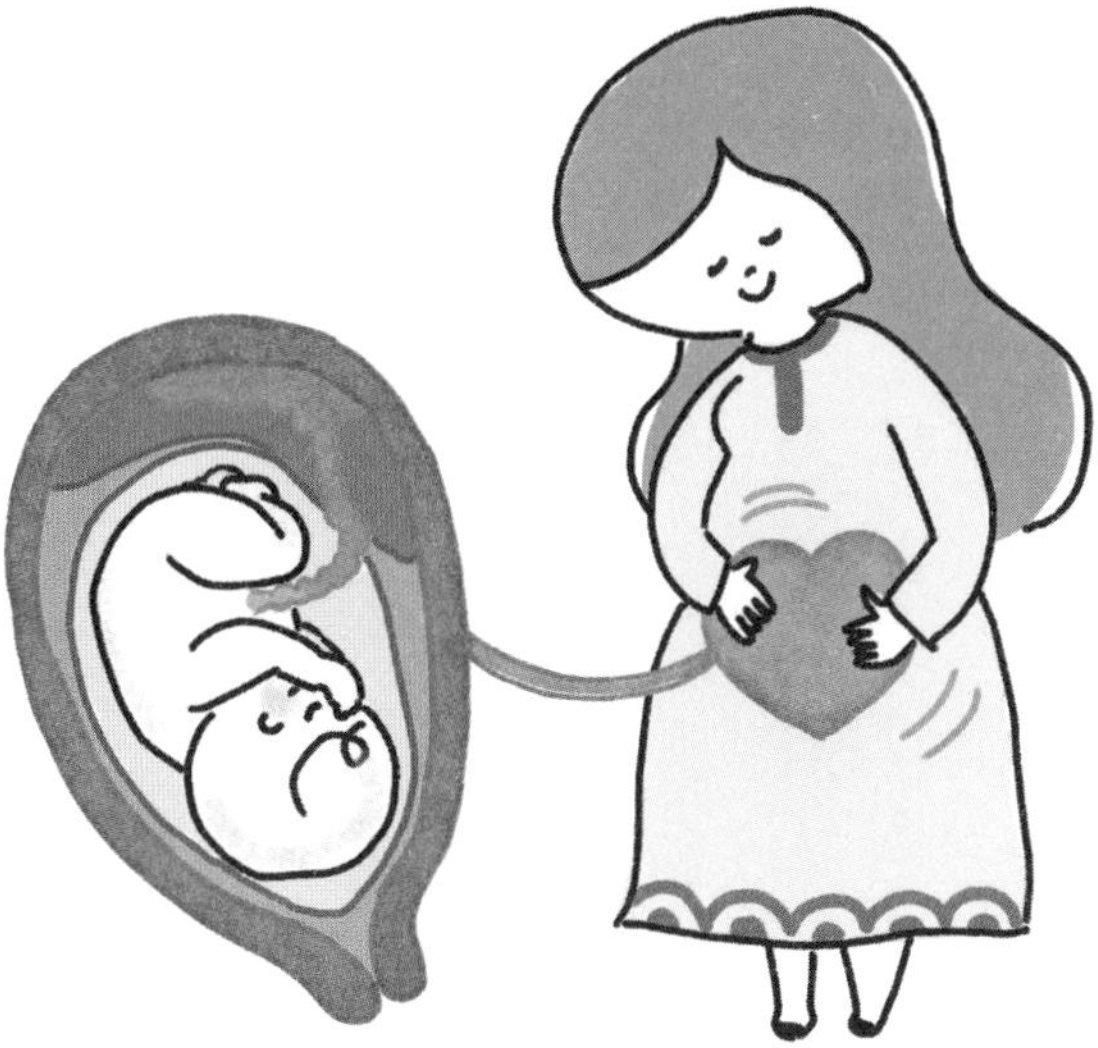

赤ちゃんの腸内は、お母さんから細菌を受け取り、急速に自分の腸内細菌叢（腸内フローラ）を形成していきます。まさにお母さんから赤ちゃんへの、最初の大切な贈り物です〈図3-2〉。つまり、妊娠中にお母さんの腸内フローラを整えておくことは、赤ちゃんのためにも非常に大切なのです。

最初はビフィズス菌が大半

出産から数時間過ぎると、赤ちゃんの腸内に細菌が表れ始め、24時間が過ぎると、大腸全体に菌がすみつきます。赤ちゃんの腸内には酸素がかなりあるので、酸素が適度にあると増殖する大腸菌などが増えていきます。

そのうちに腸内に酸素がなくなり、これらの細菌は次々と死んでいきます。次に表れるのが、増殖に酸素を必要としないビフィズス菌です。生後3カ月から1歳2カ月頃までに赤ちゃんの腸内細菌は特に大きく発達するといわれています。母乳で育っている赤ちゃんのうんちは、ヨーグルトのような酸っぱいにおいがします。赤ちゃんの腸内に入った母乳が、腸内細菌であるビフィズス菌に触れて発酵し、うんちとして出てきます。いわば自前のヨーグルトなのですね。

1歳くらいまでの子どもの腸内は善玉菌であるビフィズス菌が大勢を占めています。また乳幼児期の腸内には、大人の腸内には見当たらない善玉菌（酪酸産生菌）の一種、「アネロスタイプス カカイ（Anaerostipes caccae）」が見つかることもあります。

2歳くらいで、大人と同じレベルになる

赤ちゃんの腸内は、離乳食を食べ始めると様子が変わってきます。ビフィズ

ス菌優勢の腸内細菌の世界に、バクテロイデス、ユウバクテリウム、連鎖球菌など、大人の腸内フローラによく見られる日和見菌が増加。ヨーグルトによく似たにおいの赤ちゃんの便は、大人同様のにおいと色を帯びてきます。

成人の腸内を見ると、ビフィズス菌は腸内細菌の約10%を占め、他に、代表的な酪酸産生菌である「フェカリバクテリウム」が2～15%ほどすんでいます。「フェカリバクテリウム」は0歳児はほぼ持っていない種類の菌なのですが、1歳児の腸内では約1000万個、2歳頃には数億個を持つようになり、この頃には子どもの腸内フローラは大人とほぼ同様のレベルにまで成育します。

※（財）日本ビフィズス菌センター監修／光岡知足編「腸内フローラと健康」より

まとめ

● 赤ちゃんはお産などを通してお母さんのさまざまな細菌と接触し、腸内フローラが形成されます。
● 生後1週間頃の赤ちゃんの腸内はビフィズス菌でいっぱい。
● 2歳くらいで大人と同レベルの腸内フローラが完成します。

3 最新の研究でわかってきた、赤ちゃんの「腸活」メリット

マウスによるものですが、腸内細菌と免疫細胞の関係を調べた実験があります。

無菌の環境で育てた、腸内細菌をまったく持たない実験用の「無菌マウス」がいます。このマウスたちは腸管の免疫組織が未発達で、アレルギー発症に関わるIgE抗体をつくりやすく、アレルギー症状を引き起こす体質になります。

また、健康なマウスに抗生物質を与えて腸内細菌をすべて殺菌したら、「無

菌マウス」と同様、アレルギー体質になってしまいます。さらに「無菌マウス」は普通のマウスに比べて、細菌などを退治してくれる抗体をつくりだす細胞が少なく、経口免疫寛容も働きにくくなっていました。

これらの研究成果から、**アレルギーを予防するためには、健康な腸内フローラが非常に重要**だということがわかっています。

健康な子どもの腸内にはビフィズス菌がたくさんすんでいる

「1歳までの腸内細菌の状態が、2歳以降のアレルギー発症にどんな影響を及ぼすのか」というテーマで行われたスウェーデンの調査があります。

それによると、健康な子どもの腸内細菌は、生後1カ月、3カ月、6カ月、いずれもビフィズス菌が60％以上存在していました。一方、アレルギーを発症した子どもの腸内細菌を見ると、1カ月で39％、3カ月で28％、6カ月で22％と、最初から低いビフィズス菌の割合が、成長とともに減少しています。

またアレルギーを発症した子どもの腸内には、悪玉菌である黄色ブドウ球菌が多く存在していることもわかりました。これらのことから、**新生児期～1歳までの腸内細菌のあり方が、その後のアレルギー発症に大きく関わっているの**ではないかと考えられます。腸の中にビフィズス菌がたくさんいる子どもは、アレルギーになりにくいという可能性が示唆されたのです。

アレルギーを予防したい！　赤ちゃんにも「腸活」を

免疫機能を整える「酪酸産生菌」についても、新しい研究があります。腸内環境が良好な赤ちゃんが、生後12週、18週、20週と成長するうちに、少しずつ腸内フローラの様子が変わってきます。「アネロスタイプス カカイ（Anaerostipes caccae）」に代表される酪酸産生菌が増えてくるのです。

生後6カ月くらいで、離乳食を始める頃には、赤ちゃんの腸内には酪酸産生菌がつくった「酪酸」が増え始め、酪酸のおかげで免疫機能のバランスを整える「制御性T細胞」が活性化しています。その結果、免疫機能のバランスが取れ、食物アレルギーが非常に少なくなるということがわかっています。

大切な赤ちゃんをアレルギー疾患から守りたい。そのために重要なのは、前述の「ビフィズス菌」と「酪酸産生菌」をいかに増やし、維持していくかです。これが赤ちゃんの「腸活」の重要ポイントだということを、このあともぜひ覚えておいてください。

まとめ

- 腸内フローラを持たない「無菌マウス」はアレルギー体質に。
- 健康な子どもの腸内はビフィズス菌がいっぱい。
- アレルギー予防には、酪酸産生菌がつくった「酪酸」の存在も大切。

4 赤ちゃんのうちからできる腸活って？

腸内細菌は善玉菌・悪玉菌・日和見菌の3つに大きく分類できることは前述しました。善玉菌の中でも特に有名なのが、皆さんもご存じの「ビフィズス菌」です。ビフィズス菌は、フランスのパスツール研究所のアンリ・ティシエ（Henry Tissier）によって、1899年に発見されました。

当時、母乳で育った子どもと、人工乳で育った子どもを比較すると、発育状態や死亡率が大きく異なり、母乳で育った子どもの健康状態がよいことが知られていました。ティシエはその理由を調べようと、赤ちゃんの便を調べたのです。彼はその過程で、健康な赤ちゃんの便からビフィズス菌を分離培養することに成功。それを下痢の患者に投与すると症状が改善しました。こうしてビフィズス菌が人の消化管の中で、とても大切な働きをしていることがわかってきたのです。

腸内でビフィズス菌が発酵すると「酢酸」という物質を生みだします。酢酸は有害菌を排除したり、腸管運動を促進して便秘を改善してくれます。腸内にビフィズス菌が増えると、便秘が解消するというのは、この働きがひとつの要因です。腸を整えるうえで、ビフィズス菌などの善玉菌を増やすことは、とても大切なのです。

特に免疫細胞に関わるビフィズス菌・酪酸産生菌

腸内の善玉菌は、ビフィズス菌だけではありません。近年、ビフィズス菌に匹敵する善玉菌として「酪酸産生菌」が注目されています。酪酸産生菌が生みだす「酪酸」は、制御性T細胞（Ｔｒｅｇ）と呼ばれるT細胞の一種を活性化することがわかったのです。

ＰＡＲＴ５でも詳しくご説明しますが、人の免疫にはＴｈ１とＴｈ２の２種類があり、互いに適度なバランスで存在することが重要です。バランスが崩れてＴｈ１が多いと、自己免疫疾患になりやすく、Ｔｈ２が多いとアレルギー疾患になりやすい傾向が出てくるのです。

そこで重要なのが制御性T細胞です。この細胞はＴｈ１とＴｈ２のバランスを取り、過剰な免疫作用を抑え、正常にコントロールする役割があるのです。

アレルギー疾患に悩む人の場合、制御性T細胞の活性化がカギになりますが、そのために働いているのがビフィズス菌と酪酸産生菌で、２つの菌は互いに強く協力し合う仲間でもあります。その協力の道筋を92ページのイラストにまとめました〈図３−３〉。

酪酸産生菌は、周囲にある「酢酸」をいったん自分の中に取り込んだあと、「酪酸」として分泌します。「酪酸」が一定濃度以上あると、制御性T細胞が活性化。

〈図3-3〉ビフィズス菌が免疫機能（アレルギー）に効く仕組み

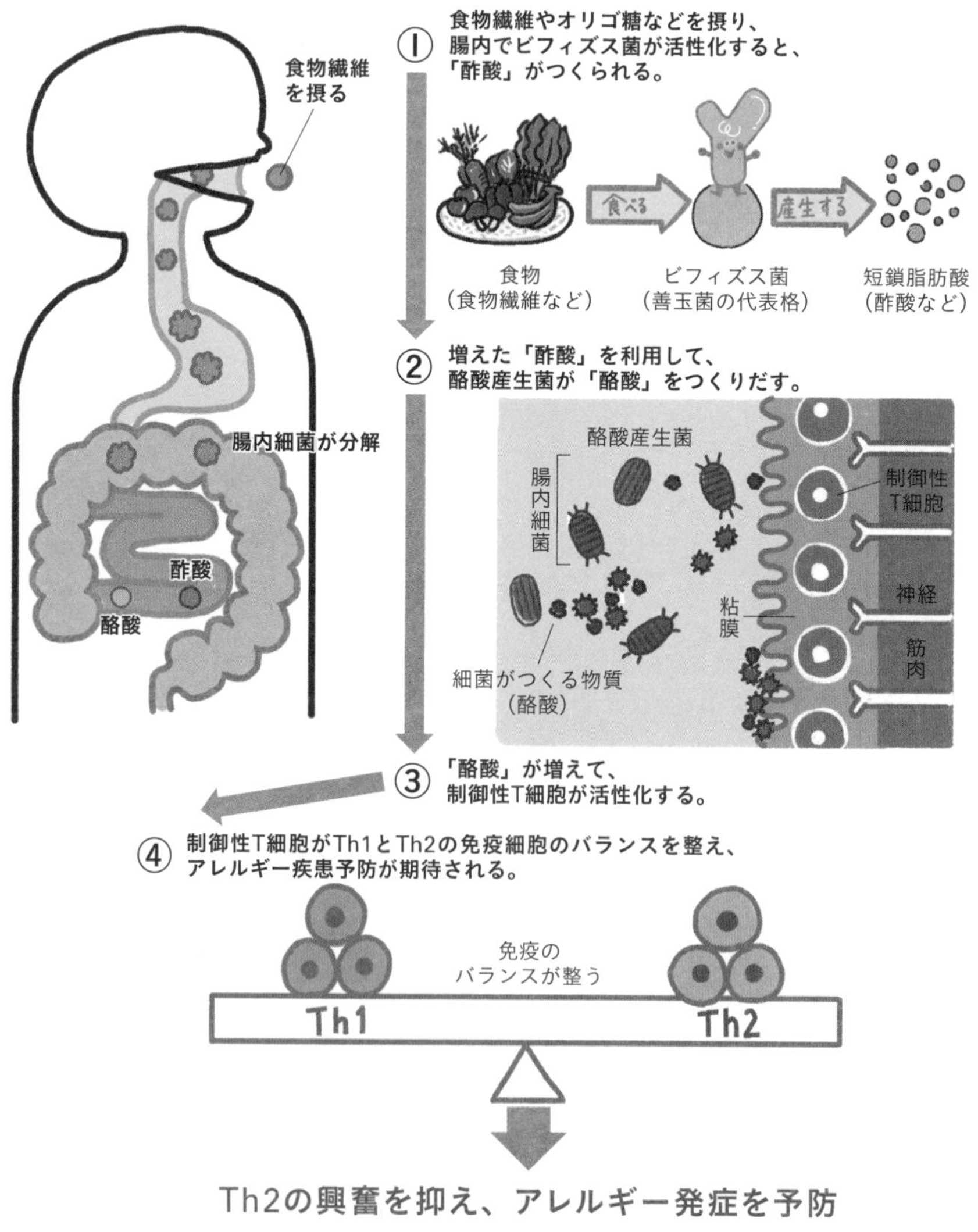
食物繊維
を摂る
腸内細菌が分解
酢酸
酪酸
①　食物繊維やオリゴ糖などを摂り、
腸内でビフィズス菌が活性化すると、
「酢酸」がつくられる。
食べる
産生する
食物
（食物繊維など）
ビフィズス菌
（善玉菌の代表格）
短鎖脂肪酸
（酢酸など）
②　増えた「酢酸」を利用して、
酪酸産生菌が「酪酸」をつくりだす。
酪酸産生菌
腸内細菌
制御性
T細胞
神経
粘膜
筋肉
細菌がつくる物質
（酪酸）
③　「酪酸」が増えて、
制御性T細胞が活性化する。
④　制御性T細胞がTh1とTh2の免疫細胞のバランスを整え、
アレルギー疾患予防が期待される。
免疫の
バランスが整う
Th1
Th2
Th2の興奮を抑え、アレルギー発症を予防

酪酸産生菌にはがんばってもらうためにも、その原動力となる「酢酸」が腸内に多く存在することが重要です。

「酢酸」を用意できるのは、ビフィズス菌です。腸内にビフィズス菌を増やすと便通が整うだけでなく、免疫の調整にも効果的なのです。

「プロバイオティクス」があるけれど、難点も……

腸内フローラを整え、アレルギーを予防するために、赤ちゃんの腸にはビフィズス菌と酪酸産生菌を増やしたい。ふだんの生活でヨーグルトを食べるように、効率的に食べさせる方法はないだろうか——と、考える方も多いでしょう。これはまさに「プロバイオティクス」の考え方。ビフィズス菌などの善玉菌が入ったものを摂取して、腸の環境をよくしようという発想です。

小児医療の現場では、低体重で生まれた赤ちゃんに直接、ビフィズス菌を与えた結果、感染症などの予防に効果があったという報告もあります。しかしふだんの食事にプロバイオティクスを取り入れても、あまり大きな効果は期待できないかもしれません。それはプロバイオティクスにはいくつかの弱点があるからなのです。

ビフィズス菌は生き物なので、錠剤に加工したり、食品の中に加えたときの管理が難しいのです。時間がたつと、菌が死んでしまったり、口から入ったものが腸にたどり着く頃には、胃酸や胆汁でかなり減っています。

またプロバイオティクスを製品化する際、人工培養液をつくり、そこに工業的な培養菌を入れて数を増やしていきます。結果、人工培養に適した菌が生き残るのです。

たとえば同じビフィズス菌でも、その種類はさまざまです。その子どもが持っているビフィズス菌とは違う菌種や菌株の場合、せっかく飲み込んでも腸内にすみつくことができず、そのまま体外に排出されてしまうこともあります。腸内にはお母さんからもらったビフィズス菌が増殖し、体を守っています。そこによそ者のビフィズス菌がやってきても、そう簡単には受け入れてもらえないのです。

また、酪酸産生菌「フェカリバクテリウム」の場合、酸素を極端に嫌う性質があるので、人工培養はさらにハードルが高くなります。研究所で厳密な環境をつくって、ようやく培養ができるという存在で、工業的な大量生産は難しいのです。また保存の技術も難しい。プロバイオティクスとして製品化し、誰もが簡単に入手できるというかたちは取れないのです。

エサとなって善玉菌を増やす「プレバイオティクス」

腸内細菌を整えるビフィズス菌や酪酸産生菌を、外から取り入れるのは難しい。そこで研究者は新たな方法に注目し始めました。それが「プレバイオティクス」です。

プロバイオティクスと名前がよく似ていますが、腸内細菌への関わり方がまったく異なります。プレバイオティクスとは、もともと腸内にすんでいるビフィズス菌などの善玉菌のエサになる物質で、これが腸に入るとビフィズス菌が喜んで活性化し、腸内フローラが整います〈図3-4〉。すると酪酸産生菌も活性化するので、結果的にアレルギー疾患が起きにくくなるのです。

〈図3-4〉 プロバイオティクスとプレバイオティクスの違い

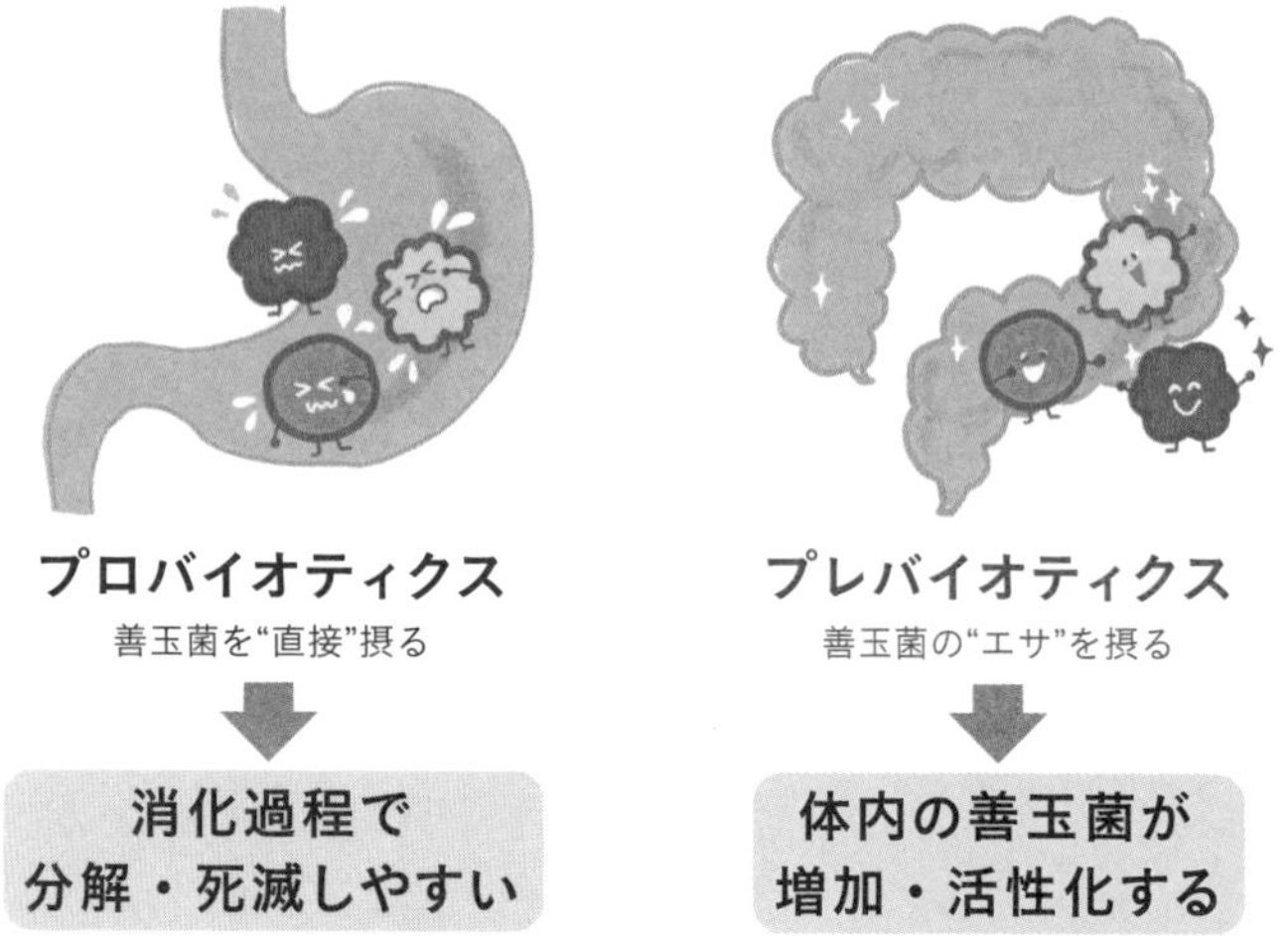
プロバイオティクス
善玉菌を“直接”摂る
消化過程で
分解・死滅しやすい
プレバイオティクス
善玉菌の“エサ”を摂る
体内の善玉菌が
増加・活性化する

●プロバイオティクス

善玉菌（ビフィズス菌や酪酸産生菌）自体を口から食べて、腸内で増やす

●プレバイオティクス

善玉菌のエサとなるものを食べて、腸内にすんでいる善玉菌を増やす

プレバイオティクスの代表は「オリゴ糖」です。

お母さんの初乳には非常にたくさんのヒトミルクオリゴ糖が含まれていて、1リットルあたり20グラムにもなります。初乳には赤ちゃんを感染症から守るIgA抗体も入っているので、まさに腸内細菌に続いて、お母さんから赤ちゃんへの2つ目のプレゼントということになるでしょう。

最近の研究では、ビフィズス菌がオリゴ糖を利用する様子もわかってきました。

ビフィズス菌はみずから酵素を出してオリゴ糖を分解し、自分の中に取り入れることでエネルギーを得て、増殖していきます。オリゴ糖はビフィズス菌にとってはおいしい栄養ですが、悪玉菌や日和見菌にとっては役に立たない物質です。まさにビフィズス菌専用の栄養なのですね。人の初乳になぜこれほど多量のオリゴ糖が含まれているのかというと、新生児の腸内にビフィズス菌を増やすためだとも考えられているのです。

オリゴ糖は母乳や野菜、果物などに含まれている天然の成分で、赤ちゃんから大人まで安心して摂取することができます。

現在、オリゴ糖はさまざまな糖類を原料にして、工業的に生産されています。ショ糖からつくられる「フラクトオリゴ糖」、乳糖からつくられる「ガラクトオリゴ糖」など、いくつかの種類がありますが、どのオリゴ糖もビフィズス菌を増やす力があります。

それでは以下にオリゴ糖の利点と難点を整理しました。

［オリゴ糖の利点］

❶ 腸内のビフィズス菌や乳酸菌を選択的に増やす

腸内にすんでいる悪玉菌、日和見菌には作用しない。

❷ 安定性が高い

プロバイオティクスの場合は生きた菌を扱うが、オリゴ糖は純粋な糖質なので、熱湯に入れても、食品に加えても変質しない。非常に利用しやすいという特徴がある。

❸ 製品形態を選ばない

プロバイオティクスを製品にする際は、乾燥菌にして錠剤などのかたちを取ることが多い。一方、オリゴ糖は粉末、飲料、シロップ状など、製品の形態を選ばない。現在は低カロリー甘味料として販売されていることが多い。

［オリゴ糖の難点］
摂りすぎると、腸内細菌が処理しきれず、下痢や軟便になりやすい。特に乳幼児は注意が必要。厚生労働省が推奨する摂取量は1日あたり2～10グラム。

注目のプレバイオティクスとは？

オリゴ糖は赤ちゃんの腸活にぜひ使いたい成分ですが、摂りすぎるとおなかが張る、下痢などが起こる場合もあります。そのため、オリゴ糖の中でも善玉菌を増やす成分を選んで利用することが大切です。

数あるオリゴ糖の中でも、どの種類がよいのかについては研究が進み、現在、「ケストース」という成分が注目されています。

この発見のきっかけのひとつは、アレルギー疾患をかかえる人たちの口コミからでした。

甘味料として、サトウキビから作った砂糖より、甜菜《てんさい》から作ったてんさい糖を使っていたほうがアトピー性皮膚炎の炎症が軽快するという体験的な話が広がっていました。実際、今ではアレルギーの子ども専用の食品などを扱う店でもてんさい糖を販売しています。甜菜とは、北海道の東部で昔から栽培されている植物で、白く太い根をしぼって煮詰めると、てんさい糖が取れるのです。

そこで研究者がてんさい糖を原料としたフラクトオリゴ糖について調査をしました。

フラクトオリゴ糖の主要な成分は、ショ糖に果糖が1つついた「ケストース」、ショ糖に果糖が2ついた「ニストース」です。試験管の中に人の腸内にすんでいるビフィズス菌を入れ、そこにケストースとニストースをそれぞれ加えて、観察しました。するとケストースを加えた試験管内では、ビフィズス菌が明らかに増殖したのです。一方、ニストースを加えた試験管を見ると、ビフィズス菌はほとんど増殖していませんでした。つまり**フラクトオリゴ糖の中で、ビフィズス菌を刺激して増殖させる効力を持つのは「ケストース」**だったのです。

ケストースはビフィズス菌を増殖させながら、ビフィズス菌を刺激し、より多くの酢酸を出させます。すると酢酸を利用して酪酸をつくりだす酪酸産生菌にとっても好都合です。酪酸の量も増えて、制御性T細胞が活性化。アレルギー症状が軽快するという流れです〈図3-5〉。

さらに、ケストースにはもうひとつ効力が知られています。

酪酸産生菌の代表格である「フェカリバクテリウム」を試験管に入れ、ケストースとニストースをそれぞれ投入して観察しました。するとケストースを入れた試験管では明らかにフェカリバクテリウムが増殖したのです。またアトピー性皮膚炎を発症している0〜5歳の乳幼児に、1日1〜3グラムのケストースを12週間飲ませる飲用試験を行ったところ、腸内のビフィズス菌と酪酸産生菌が増殖したことがわかりました。

ケストースはビフィズス菌を増やすだけでなく、酪酸産生菌自体をも増やすという、すばらしい効力を持っているのです。アトピー性皮膚炎の乳幼児にケストースを1日に1〜2グラム与える臨床試験では、12週間ほどで症状が軽快しています。

〈図3-5〉 **ケストースの生理作用メカニズム**

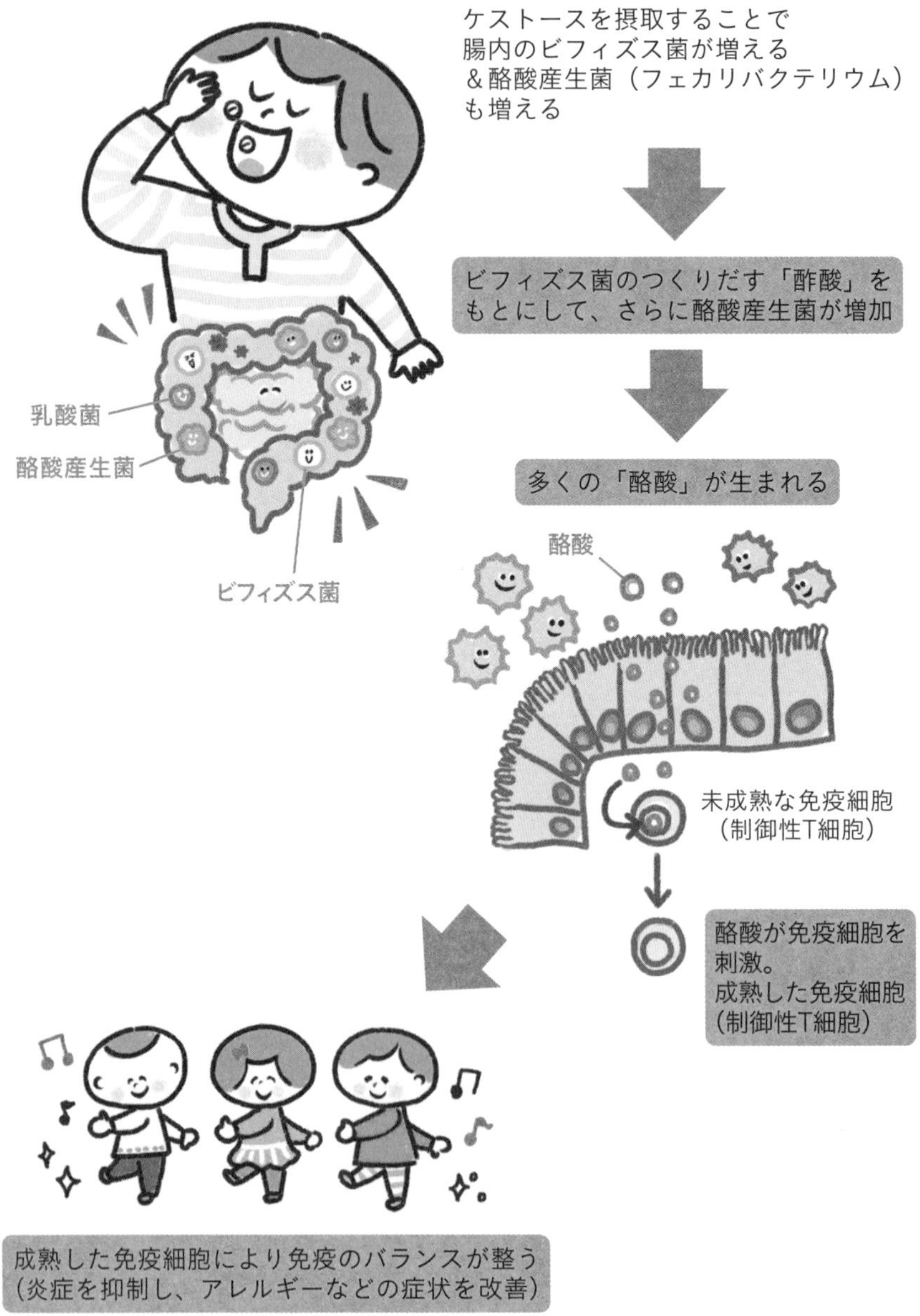
ケストースを摂取することで
腸内のビフィズス菌が増える
＆酪酸産生菌（フェカリバクテリウム）
も増える
ビフィズス菌のつくりだす「酢酸」を
もとにして、さらに酪酸産生菌が増加
多くの「酪酸」が生まれる
乳酸菌
酪酸産生菌
ビフィズス菌
酪酸
未成熟な免疫細胞
（制御性T細胞）
酪酸が免疫細胞を
刺激。
成熟した免疫細胞
（制御性T細胞）
成熟した免疫細胞により免疫のバランスが整う
（炎症を抑制し、アレルギーなどの症状を改善）

まとめ

- 腸内を整えるには、「ビフィズス菌」と「酪酸産生菌」を増やすことが大切です。
- プレバイオティクスとは、腸内にすんでいるビフィズス菌や乳酸菌のエサになる物質です。
- プレバイオティクスの中でも「ケストース」はビフィズス菌を選択的に増やして活性化します。
- 「ケストース」は酪酸産生菌「フェカリバクテリウム」も増やします。
- 「ケストース」は粉末状で使いやすく、わずかな量で効果的に働きます。

Column

育児で大変な時期。だからこそ、お母さんの「ストレス軽減」も大切に

女性は妊娠するとつわり、むくみ、貧血、動悸・息切れなど、体の変化が表れます。出産後は、いったん大きく開いた骨盤が元の状態に戻るまで一定の時間がかかり、腰痛などが起こりやすい状態です。また授乳や赤ちゃんの世話に追われて、睡眠も不足がちに。心身に大きなストレスがかかる時期でもあるのです。

人の体というのは、ストレスに敏感に反応します。不安やイライラが募ると、腸内に住んでいるビフィズス菌などの善玉菌が減ってしまうことが知られています。アメリカ航空宇宙局（NASA）が有人宇宙飛行計画で、実際の宇宙船と同様の狭い空間で飛行士を訓練した際、彼らの腸内では悪玉菌が、がぜん優勢になったそうです。

子どもが小さなうちは日々の育児に手間がかかり、つい自分のケアをあと回しにしてしまうお母さんが少なくありません。しかし家族みんなの幸せのためにも、お母さんの心身の健康はとても大切です。赤ちゃんがお昼寝をしたら、自分もいっしょに寝る。体がつらいときは周囲にサポートを頼むなど、お母さん本人の体もやさしくいたわってあげましょう。そして育児を深く悩みすぎず、ひとりでかかえ込まないなど、少しでも心が楽になるように工夫することが大切です。

心身のストレスが軽減すれば、それだけ腸内環境にとってもプラスです。赤ちゃんによりよい腸内細菌を与えてあげるためにも、ぜひお母さんの心身のケアを心がけましょう。

PART
4

気になる、妊娠中・赤ちゃんの「食」のポイント

お話／古賀泰裕先生・下条直樹先生

妊娠中の食事も、赤ちゃんの離乳食も「バランスよく」が基本です

あらためまして、古賀泰裕です。私は長い間、腸内細菌について調べてきましたが、知れば知るほど、腸の働きはすごいなと思います。赤ちゃんの腸の話や、新しい「腸活」についての話題はPART3でご紹介しましたが、まずは腸のためにとても重要で、そして妊娠中・赤ちゃんとの生活でもっとも気になると言っても過言ではない「食」のことを、ここでお伝えしたいと思います。

最近、赤ちゃんのアレルギーが心配で、妊娠中に特定の食べ物を避けたり、離乳食の開始を遅らせる人がいます。でも、たとえば妊娠中に卵を避けても、赤ちゃんの卵アレルギーの発症を抑えることにはならないとわかっています。

また、逆に離乳食開始が遅すぎると、食物アレルギーのリスクが高まるということがわかってきました。生後6カ月から少しずつ、卵成分を食べ始めた子どもが1歳のときに卵アレルギーを発症する率は、その時期に卵を与えなかっ

たグループより8割も低かったという研究結果もあります※。

アレルギーを心配するあまり、親が勝手に判断して食物除去をすることはやめましょう。**思い込みによる食物除去は、栄養バランスの偏りを招きます。**また離乳食を遅らせると、必要な栄養素やエネルギーが不足して、成長に支障が出るおそれもあります。

大前提として、妊娠中も、赤ちゃんの離乳食も「バランスよく」が基本です〈図4-1〉。妊娠中に生ものを食べるなど、感染リスクがある行動は避けなければなりませんが、それ以外は特定の食べ物を避けたり、あるいは逆に過剰に摂取したりすることはおすすめできません。腸内細菌のバランスを良好に保つためにも、ぜひ毎日、バランスのよい食事をとってほしいと思います。

※国立成育医療研究センター「離乳期早期の鶏卵摂取は鶏卵アレルギー発症を予防することを発見」

ここからは、長年、お母さんたちに具体的なアドバイスをしてきた、小児科医・アレルギー科医師の下条先生にバトンタッチ。妊娠中〜産後の親子の日々の食事のポイントを教えていただきましょう。

食事の時期別アドバイス

●妊娠中編

それでは私、下条から、アレルギー予防に大切な「食のポイント」についてお伝えします。まずは妊娠中の食事です。

妊娠中に、特定の食べ物を控えても、将来、赤ちゃんがアレルギーになりにくいという医学的エビデンスはありません。妊娠中に牛乳を飲むのをやめたら、赤ちゃんが牛乳アレルギーにならないというわけではなく、**妊娠中の除去食に意味はないと考えられます。むしろ急速に成長する胎児に必要な栄養素が不足する可能性もあるので、悪影響となる可能性が高いです。**

とはいえ、逆にたくさん食べたらいいというものでもありません。

つわりや体調の変化で腸内フローラのバランスを崩しやすい妊娠中こそ、「バランスのよい食事」を意識しましょう。やせすぎ・太りすぎにならないよう、適正な体重増加を維持しながら、野菜類はもちろん、豆類、肉、魚など、いろんな食物を適量、食べるようにしましょう。ただし揚げ物や脂身肉、バター、生クリームなどの高脂肪食と塩分は摂りすぎないように気をつけます。インスタント食品や加工食品にはこれらが多く含まれている場合があるので、栄養表示などを確認すると安心です。

妊娠中に必要なビタミン・ミネラルは副菜で、カルシウムは乳製品・緑黄色野菜・豆類・小魚などで補います。妊婦さんの腸の状態を整えることは大切なので、みそ汁、納豆、ヨーグルトなどの発酵食品はおすすめです。毎食が「主食」「主菜」「副菜」に「乳製品や豆類」「果物」を組み合わせたメニューになるよう意識して習慣づけると、産後も自然とよい食生活を続けることができます。つわりや膨満感で思うように食欲がわかないときは、スープやスムージーなど、できる限り食べられるかたちで摂取できるといいですね。

ただしキンメダイ、メカジキなど一部の大型の魚には水銀が含まれているので、食べる頻度と量には注意が必要です。種類によっては週に80グラム程度にとどめるべきなど、厚生労働省から注意事項が出ているので、同省のホームページを確認してください。また生肉・生魚、加熱殺菌されていない乳製品などの「あたりやすい食品」も、妊娠中は気をつけるようにしましょう。

〈図4-1〉バランスよく食べる

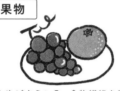

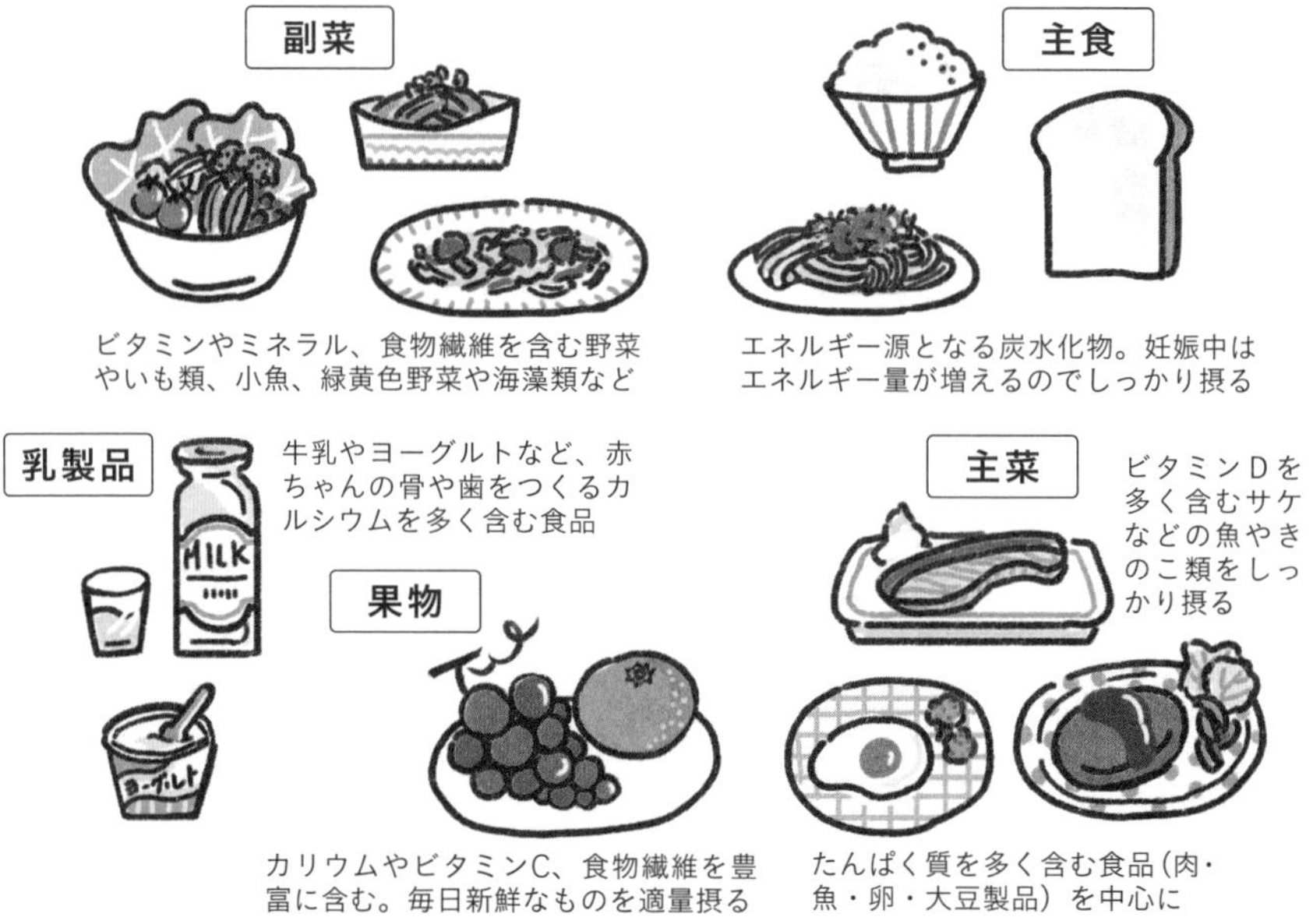

副菜
ビタミンやミネラル、食物繊維を含む野菜やいも類、小魚、緑黄色野菜や海藻類など
主食
エネルギー源となる炭水化物。妊娠中はエネルギー量が増えるのでしっかり摂る
乳製品
MILK
牛乳やヨーグルトなど、赤ちゃんの骨や歯をつくるカルシウムを多く含む食品
ヨーグルト
果物
カリウムやビタミンC、食物繊維を豊富に含む。毎日新鮮なものを適量摂る
主菜
ビタミンDを多く含むサケなどの魚やきのこ類をしっかり摂る
たんぱく質を多く含む食品（肉・魚・卵・大豆製品）を中心に

妊娠中も腸内環境を整えるために、食物繊維、発酵食品など、PART3で詳しくご紹介した「プロバイオティクス」「プレバイオティクス」などを上手に取り入れましょう。

どうしても必要な栄養素が食事だけでは補えない場合もあります。かかりつけ医や助産師と相談し、適切なアドバイスをもらいましょう。必要に応じて鉄剤などを処方してくれます。なお、自己判断でサプリメントに頼るのは避けたほうがいいでしょう。サプリメントはあくまでも「補助」。食事の代わりにはなりませんが、上手に用いる意味は大きいと考えられます。

まとめ

- 妊娠中に、自己判断で特定の食物除去をすることはやめましょう。
- 妊娠中は腸内フローラのバランスを崩しやすいため、適正体重を維持しながら「バランスのよい食事」を。
- つわりなどで食べられない場合以外は、なるべく「主食」「主菜」「副菜」に「乳製品や豆類」「果物」を組み合わせたメニューになるよう心がけましょう。
- 一部の大型魚、生肉・生魚、「あたりやすい食品」の摂取には注意します。
- 自己判断でサプリメントに頼らないようにします。

●授乳期編

母乳には、赤ちゃんがすくすくと育つために必要な栄養素がたくさん詰まっています。

炭水化物、脂質、たんぱく質の3大栄養素に加えて、ビタミン、ミネラルなども、胃腸の機能が未発達な赤ちゃんに吸収されやすい状態で含まれています。

また初乳に多く含まれるオリゴ糖、免疫グロブリン、ラクトフェリン、リゾチーム、分泌型IgA（抗体の一種）などは、赤ちゃんを細菌やウイルスから守り、アレルギー発症を抑える働きがあります。

よりよい母乳のため、妊娠中から腸内の善玉菌のエサとなるプレバイオティクス（食物繊維やオリゴ糖など）やα-リノレン酸、EPAやDHAなどのオメガ3脂肪酸など、良質な脂質の摂取を心がけることもおすすめです（PART3参照）。

赤ちゃんにしっかりと母乳を飲ませることは大切ですが、一方で最近の粉ミルクもメーカーがさまざまに研究を進めて、質が高まっています。

今、日本の赤ちゃんの多くは、ビタミンDと鉄分が不足しています。もともも

粉ミルクは赤ちゃんの体をつくるために必要な栄養素をサポート

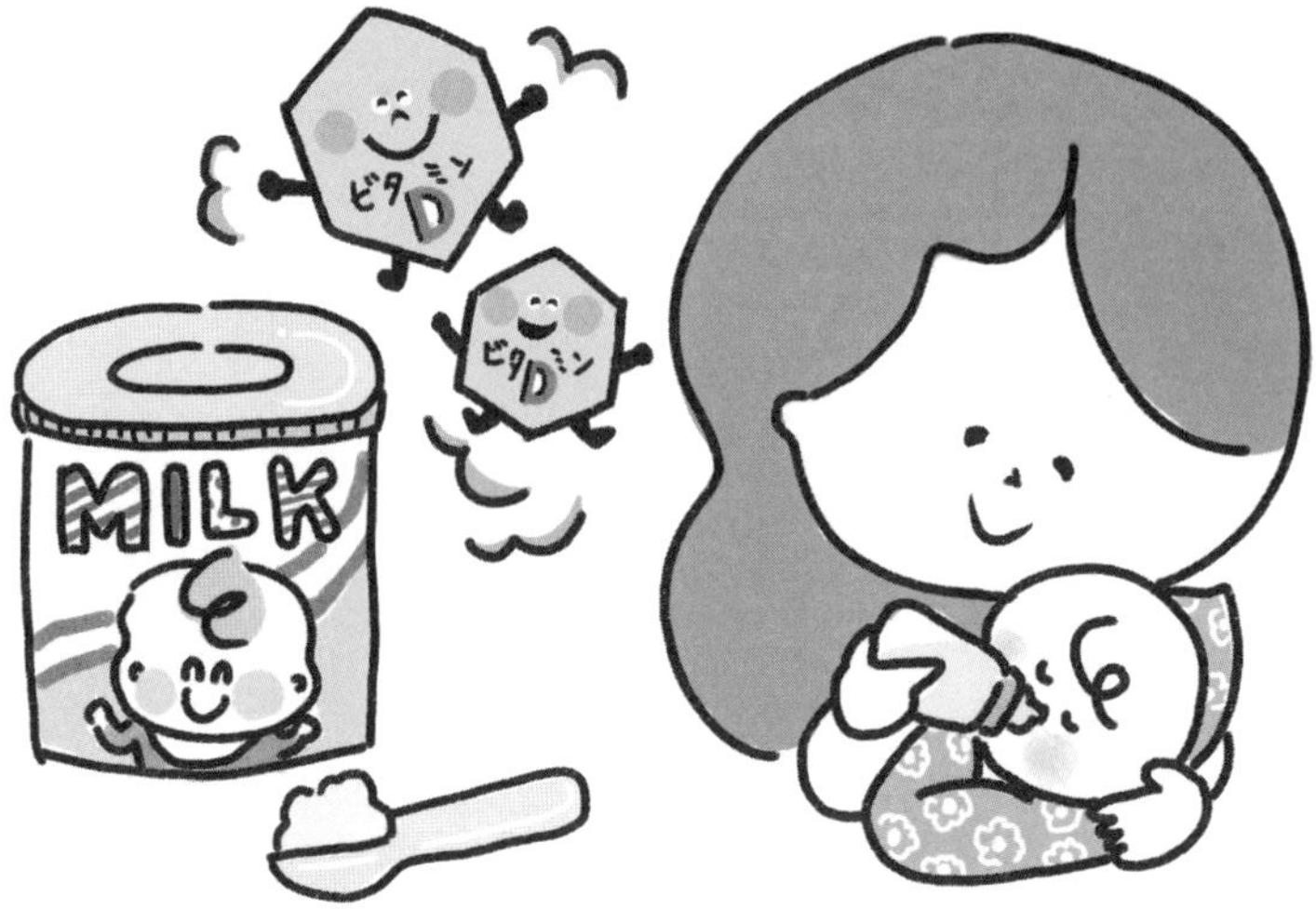

と母乳にはビタミンDと鉄分が十分に含まれていないので、アメリカ小児科学会も「完全母乳ならビタミンDを補いましょう」とガイドラインを出しているほどです。

粉ミルクを1日100ミリリットル程度飲ませることで、ビタミンDの不足を補うことができます。また毎日10ミリリットル以上の粉ミルクを離乳食開始まで継続している赤ちゃんは、牛乳アレルギーになるリスクが低減するという報告もあります。赤ちゃんにとっては母乳のメリットももちろんありますが、粉ミルクは避けるべきものではありません。育児の状況に合わせて使ってみてください。

赤ちゃんに限らず、日本人は世界的に見て、ビタミンDの摂取量がかなり不足している状態です。妊娠中や授乳中のお母さんは特に、ビタミンDの摂取量を意識することをおすすめします。

まとめ

- よい母乳のために、お母さんはプレバイオティクスやα-リノレン酸、EPAやDHAなど、良質な脂質の摂取を心がけましょう。
- 完全母乳なら、ビタミンDを補いましょう。
- 粉ミルクの使用に罪悪感を持つ必要はありません。1日100ミリリットルの粉ミルクでビタミンDの不足が補えます。
- 妊娠中・授乳期のお母さんもビタミンD不足に注意しましょう。

●離乳食編

離乳食スタートの「3つのルール」

1　赤ちゃんに最初に食べさせる食材は、必ず加熱する

2 生後5～6カ月から1品ずつ、少量からスタートさせる
3 食材を初めて食べさせる場合は、1日に1品にする。かかりつけ医にすぐ見てもらえる平日の午前中に食べさせる

食品は加熱するとアレルギーを引き起こす性質が低くなるので、赤ちゃんに食べさせるものは火を通すか、電子レンジなどで加熱するようにしましょう。

最初の離乳食は、とろとろにつぶしたおかゆをスプーン1杯から始めて、少しずつ増やしていきます。順調に食べられるようになったら、野菜を食べさせます。最初はかぼちゃ、にんじんなど、甘味があり、煮つぶして食べさせやすいものを選びましょう。

おかゆ、野菜の離乳食が進んできたら、次はたんぱく質です。最初の食材としては、柔らかくて食べやすい豆腐がおすすめです。少し慣れてきたら、白身魚、固ゆでの卵黄など、赤ちゃんが食べやすいように調理を工夫しながら試していってください。

食物除去は、かかりつけ医の指示で

お父さん、お母さんがなんらかのアレルギーを持っていたり、上の子どもにアレルギーがあると、生まれてくる赤ちゃんにはアレルギー体質になってほしくない。そういう気持ちになるのは、無理もありません。さまざまな情報を集めて、アレルギー予防になることなら、なんでも実践したくなるのではないでしょうか。

でも残念ながら、生活の中からアレルゲンとされるものをどれだけ避けても、完全に取り除くことはできません。また単に、アレルゲンを除去するだけでは、食物アレルギーなどの発症予防にはならないことが、医学的にも明らかにされています。

ほとんどの場合、アレルギーが発症する原因はひとつではありません〈図4-2〉。軽い症状でも重い症状でも、「子ども自身の要因」「環境要因」などが複雑に絡み合い、発症につながると考えられます。

生まれたばかりの赤ちゃんの腸は、まだ多くの微生物などに触れた経験がな

〈図4-2〉 **アレルギーの原因の一例**

子ども自身の要因

- **遺伝**（アレルギー体質）
- **免疫機能の発達度**
- **各臓器のアレルギーの影響の受けやすさ**

など

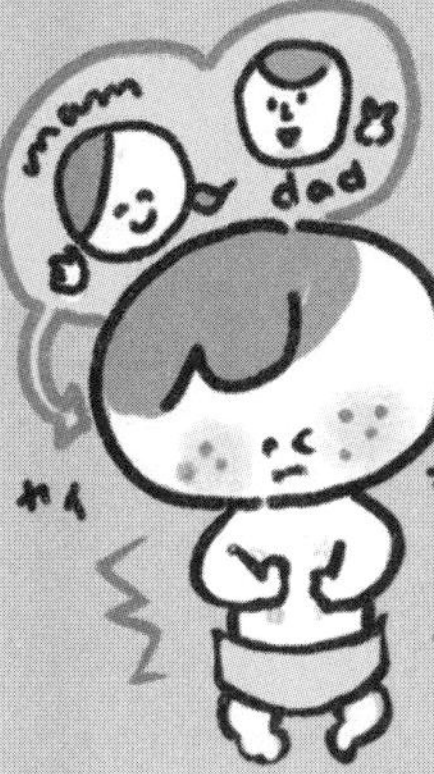

環境要因

- **アレルゲンへの接触**
- **大気汚染**
- **喫煙**
（受動喫煙）
- **感染**
（ウイルスなど）
- **気象**
（天候、温度、湿度）**など**

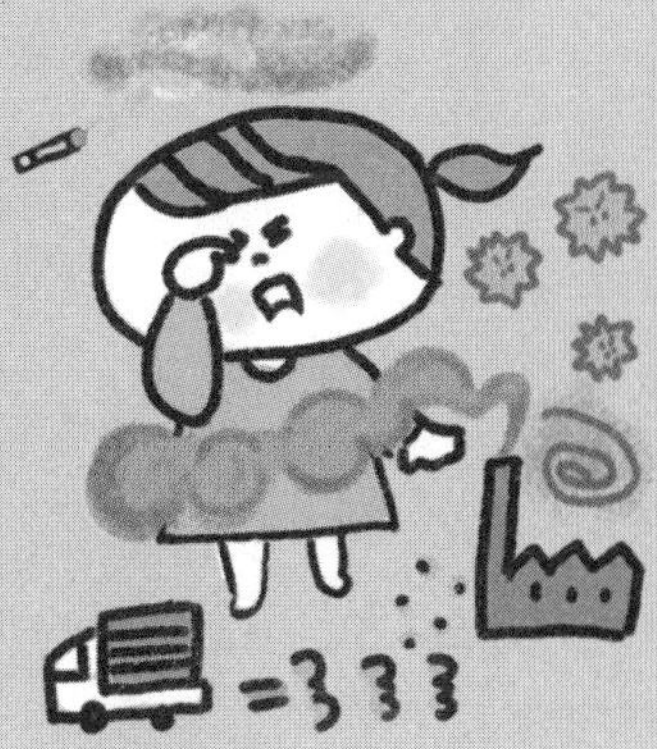

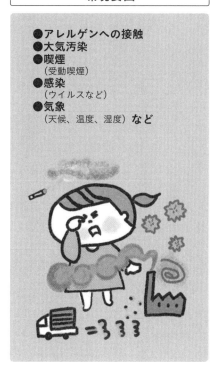

く、なにか新しいものが入ってくると、腸管細胞がびっくりして過剰な反応をします。しかし、それでもいろんなものが入り続けると、「これには、これくらいの反応をするものなんだ」とだんだん適切な反応を覚えていきます。

たとえば1歳児の場合、食物アレルギーの原因の半分以上は卵です。でも正しい手法で、段階を追って食べさせれば、多くの子どもが卵を食べられるようになります。実際、1歳のときに食物アレルギーと診断された子の大多数は、小学校入学までに自然と症状がなくなってしまうと考えられています。

大切なのは、アレルゲンを探し出し、徹底的に食物除去をすることでなく、体の免疫機能の過剰反応を抑えることです。

残念なことに、医師の中にも検査結果で数値が出たら、「食べるのをやめましょう」と言う人もいます。しかし本来の治療は「正しい診断に基づいて、必要最小限の食物除去をする」ことです。小児アレルギー学会では**「食べられるかたちで食べる」をすすめています。**食物アレルギーの心配があっても、自己判断で食べるものを除去せず、必ず医師の指導のもとで可能な範囲での摂取や食物除去を行うようにしてください。これを多くのお母さん、お父さんに知ってほしいと思います。

離乳食後期からはなんでも少しずつ食べさせる

子どもに食べさせるものについて、食品添加物が気になるお母さんも多いでしょう。今の日本は食品添加物のルールが厳しく決められ、比較的安全性は高いと考えられます。

またこれだけ加工食品が多い中で、添加物ゼロの食事は難しいのが現実です。できるだけまるごと食べられる食材をバランスよく選び、調理しましょう。個人的には**日々の食事の中では添加物より、砂糖や油の摂取量のほうが気になります。**

菓子パン、菓子類、ジュースなどを摂りすぎて、体内に糖分がたくさん入ると腸内細菌のバランスが崩れ、「イーストコネクション※」と呼ばれる症状が表れることがあります。**腸の粘膜のバランスが崩れて抗原が体内に入りやすくなるなど、食物アレルギーの原因になる**と考えられています。酸化した古い油もアレルギーの原因になるので、油が多い加工食品の摂りすぎに注意しましょ

汚れたらやさしく押し拭きし、保湿も忘れずに

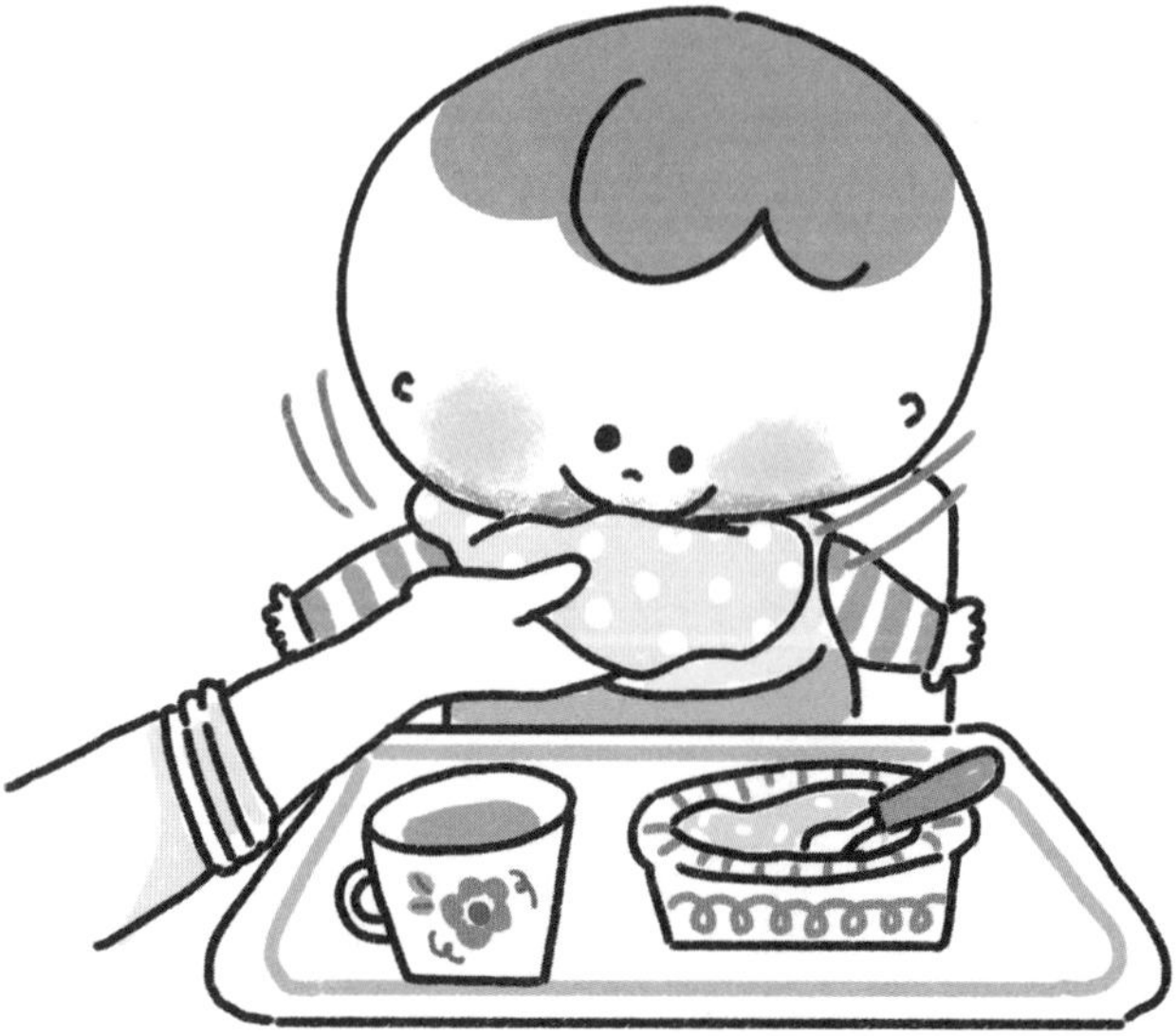

う。

乳児食、幼児食と離乳が進んでいくにつれて、食べる食材が増えていきます。その際、子どもの口のまわりが赤くなるなどの反応が出るのは、珍しいことではありません。食物アレルギーというよりは、食品が皮膚に触れることによる物理的な刺激なので、清潔なおしぼりなどでやさしく、こすらずに押し拭きし、食事の前後に保湿をすることも忘れないようにしましょう。

よく加熱して、食べやすくしたものを与えたのに発疹（ブツブツ）が出たら、しばらくは摂取を控え、時

間をおいて少し食べさせてみます。それでも再度、症状が出たら医師に相談し、検査などのステップに進みます。

そのときに「なにを食べたか」「どのくらいの量を食べたか」「何分後に症状が出たか」「どんな発疹（ブツブツ）だったのか？」「発疹はその後、どうなったか」などをメモしておくと、診断の役に立ちます。赤ちゃんの体に反応が出た食品は、次にどうやって食べさせたらいいのかも、医師に相談してください。

緊急に病院へ行ったほうがいいのは、アナフィラキシーに陥ったときです。

食事のあと、じんましん、皮膚のかゆみや腫れ、くちびるや舌、口の中の腫れなどが表れ、さらに息切れ・せき、下痢・嘔吐・腹痛など、呼吸器や消化器の症状が重なった場合、アナフィラキシーの可能性が高いです。すぐ救急車を呼びましょう。さらに血圧が低下して、体が冷たくなり、意識を失うようなアナフィラキシーショック状態になると生命に関わります。

※消化管内常在菌であるカンジダというイースト（酵母）が、甘いもの、果物、アルコールをエサに腸内で増えることで人体にさまざまな病気や症状を引き起こすもの。

まとめ

- 食物除去は医師に相談しながら必要最小限に。「食べられるかたちで食べる」のが基本です。
- まるごと食べられる食材をバランスよく選び、調理しましょう。
- 油の多い加工品や砂糖を摂取しすぎないように注意しましょう。
- 食後に口のまわりが赤くなったら、清潔なおしぼりなどでやさしく押し拭き。食事の前後の保湿も忘れずに。
- 赤ちゃんの体に反応が出た食品の食べさせ方は、かかりつけの医師に相談してください。
- アナフィラキシー状態になったら、すぐ救急車を呼びましょう。

食べることが「楽しい」と思えることが大切

近年、ますます健康に対する興味が高まり、食の栄養についてもたくさんの情報があふれています。健康食品やビタミン剤などの話題も多く出ていますが、本来、**もっとも大切にしなければならないのは、毎日の食事そのものです。**

たとえば「子どもの成長にEPA、DHAが必要だ」という情報が耳に入ったら、すぐにサプリメントで補おうとする人も少なくありません。でもこれらの栄養素は青魚の中に豊富に含まれています。栄養さえ摂れれば、サプリメントでもよいというわけではありません。そもそもサプリメントは食事の代わりにはならないのです。青魚を食べさせる場合は、離乳食後期（生後9～11カ月頃）からがいいでしょう。

私たちの体には「経口免疫寛容《けいこうめんえきかんよう》」という、特別な免疫システムが備わっています〈図4-3〉。口から入り、腸に到達した食べ物に関しては、基本的に体にとって安全で有用なものだと判断し、免疫反応を起こすことはしません。つまり、口から入ってくる食べ物が生体防御や免疫をコントロールしているのです。

〈図4-3〉 **経口免疫寛容とは？**

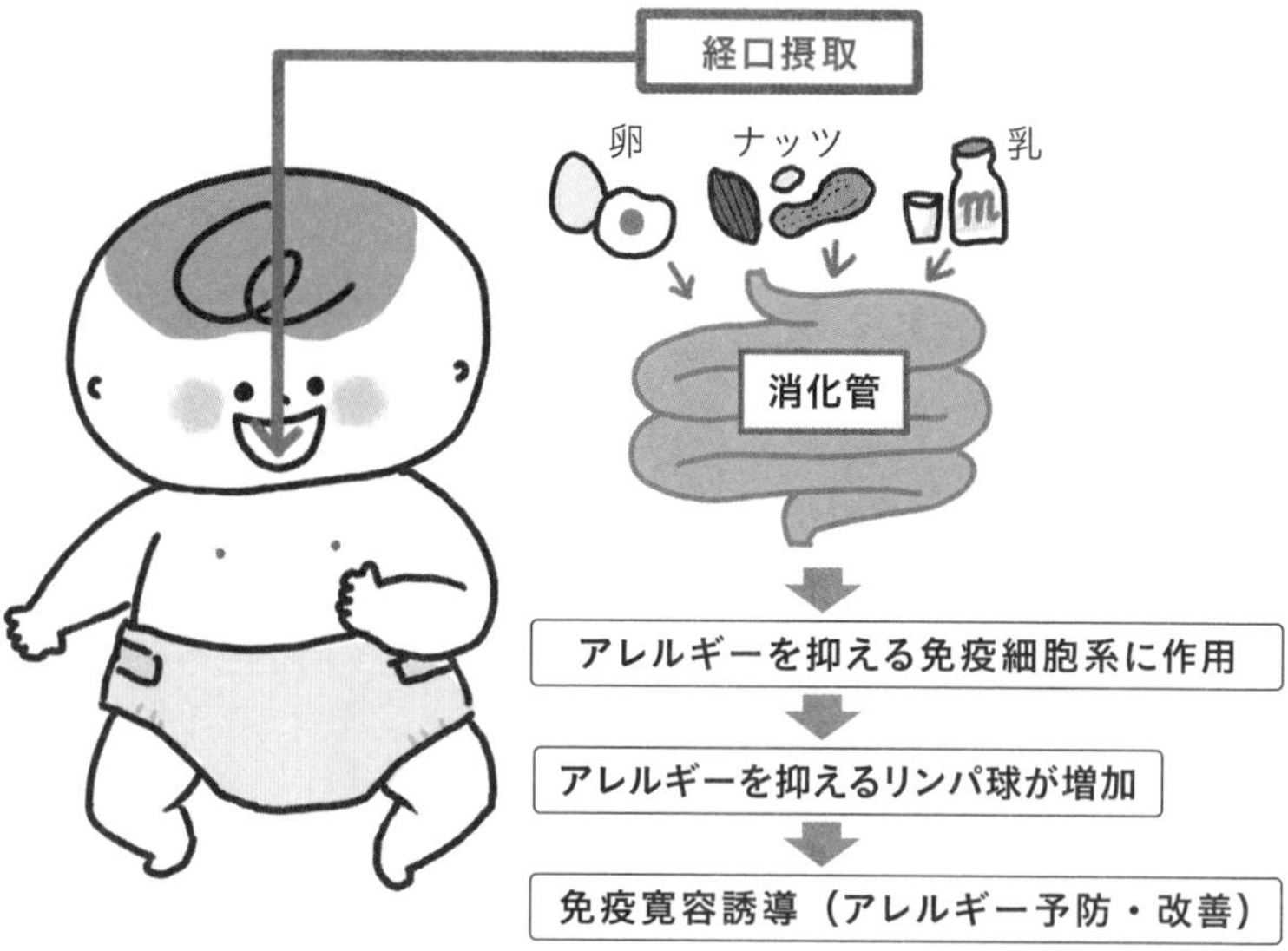

口から入った食べたものは体にとって異物ではないと判断し、過剰なアレルギー反応を起こさないようにする免疫系の仕組み。皮膚に湿疹があるとこの仕組みがうまく進まない。

食は健康な体づくりの基本中の基本です。しかも、少し気をつけるだけで、すぐによい食生活に整えることができます。今の時代は、きちんと選べばよい食材も手軽に手に入りますし、シンプルな調理方法でも旬の野菜や魚をおいしくいただくことで心身ともに健康になります。もっともっと食材や食事を大切に考えて、食で免疫機能を強くし、食でアレルギーに打ち勝つような、食事に対するポジティブなイメージを持っていただきたいと思います。

仕事や家事に忙しい日常だと思いますが、コンビニやスーパーで弁当や惣菜を買って簡単にすませるということではなく、ぜひ今日の食事そのものを大切にとらえていただきたいと思います。

がんばりすぎない「おおらかな食事」のコツ

とはいえ、今や共働き家庭も普通ですから、親御さんの忙しさは猛烈です。仕事から帰って、子どもの離乳食や大人の夕食を一から作ろうと思うと、本当に大変です。離乳食作りは慣れるまでは時間がかかりますが、まとめて調理して冷凍するなどの工夫をぜひ取り入れてみてください。

野菜には、独特の香りや味、ときには苦味や酸味があります。また食物繊維の舌触りや食感が残り、咀嚼《そしゃく》力が未成熟の子どもには食べにくい場合もあるでしょう。

せっかく作ったのに食べてくれないと、親御さんもがっかりするかもしれません。「全部、食べさせなきゃ」とがんばっても、赤ちゃんには無理ですよね。**「食べない」＝「嫌い」と決めつける前に、まずは調理を工夫してみましょう。**

薄皮が残りやすい豆類やトマトなどは皮をむく、大きめの肉は調理前にたたいてなるべく小さく切るなどの工夫をすると、子どもの小さな口にも入りやすくなります。口の中でまとまりにくいコーンやブロッコリーなどは、とろみをつけたスープにすると、スッと飲み込めます。

食事のタイミングも大切です。食事前にしっかりと体を動かして、空腹になった頃に食事を出すなど、時間に余裕のある休日などに、ぜひ試してみてください。

またベビーフードの活用もひとつの方法です。

最近のベビーフードは塩分も少なく、栄養的にも非常によく考えられて作ら

ベビーフードは種類も豊富。
うまく利用してママ・パパの負担を減らそう

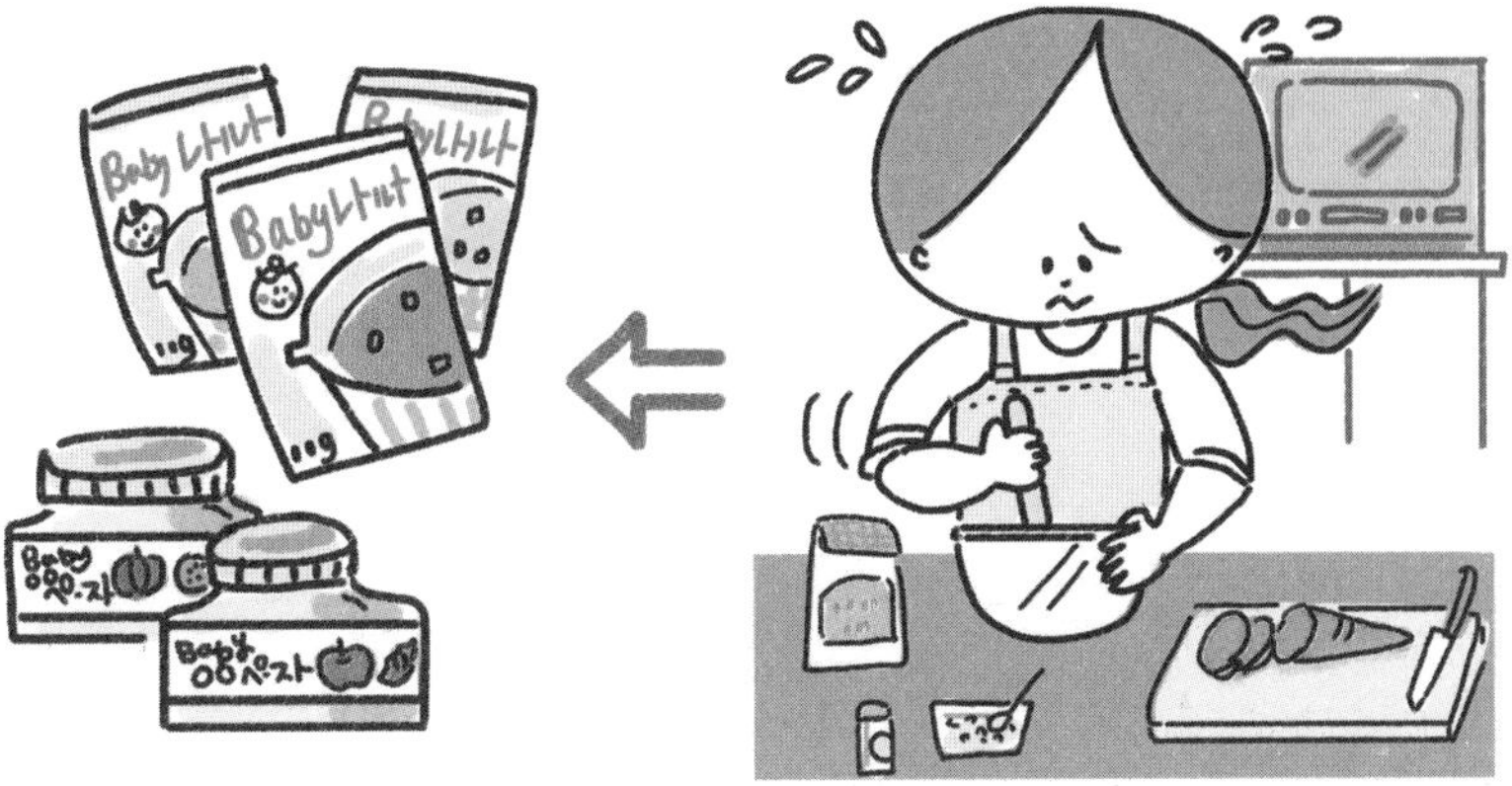

れているので、忙しいお母さん、お父さんの味方になってくれるでしょう。手作りの離乳食と組み合わせると、食材が豊富になる利点もありますし、ベビーフードの食感を研究すると、離乳食作りの参考にもなります。

食事作りに時間が取られて、赤ちゃんとのコミュニケーションがおろそかになったり、寝かしつけの時間が遅くなるのも困ってしまうので、安全で便利なものは上手に選んで活用しましょう。長く続く育児生活の中では、そういうおおらかさも大切です。

赤ちゃんに一時的な食べムラが起きることもよくあるでしょうが、そのことにあせったり腹を立てたりせず、「おいしいね」「これならどうかな」と声をかけながら、「食べること」が赤ちゃんにとっても楽しい時間となるようにすることが大切です。それがやがて、一生の中でかけがえのない「食」への意識づけにつながるはずです。親御さん自身も無理なく続けられる方法を探してみてください。

まとめ

- サプリメントは食事の代わりにはなりません。
- 食は、大切なものです。食でアレルギーに打ち勝つような、ポジティブなイメージを持ちましょう。
- 離乳食は調理の工夫で食べやすくしましょう。
- 空腹になった頃を見はからって、食事を出すのもおすすめです。
- ベビーフードも上手に活用してＯＫです。
- 赤ちゃんとの食事を楽しい時間にしましょう。

Column

検査結果が陽性であっても「絶対にNG」ではないことも

卵アレルギーが心配で、湿疹などの症状もないのに血液検査を希望する親御さんがいらっしゃいます。採血の結果、陽性となって、医師からも「食べさせるのはやめておきましょう」という対応になることが、ときおりあります。しかし、1歳での卵に対する血液検査が陽性になったお子さんの大部分が、加熱した卵をなんの症状もなく摂取できていた、との調査結果もあります。つまり、「検査陽性＝アレルギー」ではないことが多いのです。

原則として、皮膚の状態が悪くないなら、アレルギーを調べる血液検査まで行う必要はありません。また、たまたま行った検査結果が陽性であった場合は、専門の医師と相談して、症状なく食べられるものは摂取してください。

検査結果に過剰に反応せずに、お子さんが自然や食物とうまくつきあっていく方法を探していっていただけたらと思います。食事について心配があれば、信頼できるかかりつけ医に相談しながら、食のバリエーションを広げていくことが、お子さんのためにもなるはずです。

なお、食物アレルギーのリスクになる「長く続く湿疹」がない場合には、離乳食も厚労省のガイドラインに沿って進めるのがよいでしょう。

PART 5

詳しく知りたい 赤ちゃんの時期に多い「アレルギー」のこと

お話／古賀泰裕先生・下条直樹先生

アレルギーを正しく理解しよう

「アレルギー」は体に表れる症状というより、今では社会問題のような存在になっているかもしれません。赤ちゃんや幼い子どもたちのアトピー性皮膚炎、食物アレルギーの存在は広く知られていますし、ご自身の問題として気にされている方も多いと思います。

特にご自身や家族がアレルギー体質で、長く苦労された場合は、同じつらさをわが子には経験させたくないという強い思いがあるのではないでしょうか。

ここでは、そもそも「アレルギー」とはなにか、なにが原因で起きるのか、予防する方法はないのか、という基本的な内容について、わかりやすく説明します。

少し専門的な言葉も出てきますが、細胞の名前や働きを覚える必要はありません。気楽な気持ちで、「アレルギー」の問題についての、大まかな骨組みを理解していただければ、赤ちゃんの毎日のお世話にきっと役立つと思います。

そもそも「アレルギー」ってなに？

「アレルギー」とは、簡単に言うと**「体に害のないものまで異物と認識して、自分の体を傷つけてしまう反応」**のことです。

私たちの体には、細菌・ウイルス・食品・花粉・ダニなど、さまざまなものが入ってきます。これらの中でも有害なものについては「異物」として攻撃し、排除する仕組みが、体に備わっています。これを「免疫」といいます。

体の中に入ってきた異物の存在を認識して、記憶し、次に入ってきたときに闘うために、体は「抗体」をつくります。異物の特徴に合わせてつくる、一種の武器のようなものです。細菌などから体を守る抗体は「ＩｇＧ」という抗体ですが、アレルギーの患者さんではアレルゲンに対し、「ＩｇＥ」という抗体をつくってしまいます〈図5-1〉。

「免疫」は体に害を及ぼす細菌やウイルスを攻撃して、退治する大事な体の機能ですが、花粉や食品など、本来、体には無害なものにまで過剰に反応し、体に症状を引き起こすことがあり、これを「アレルギー反応」といいます〈図5-2〉。

〈図5-1〉 ○ 正しい免疫反応

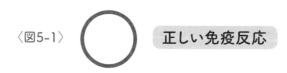

異物・微生物の侵入 1回目

体に侵入してきた異物を見つけ、記憶し、それと闘うための「IgG抗体」がつくられる。

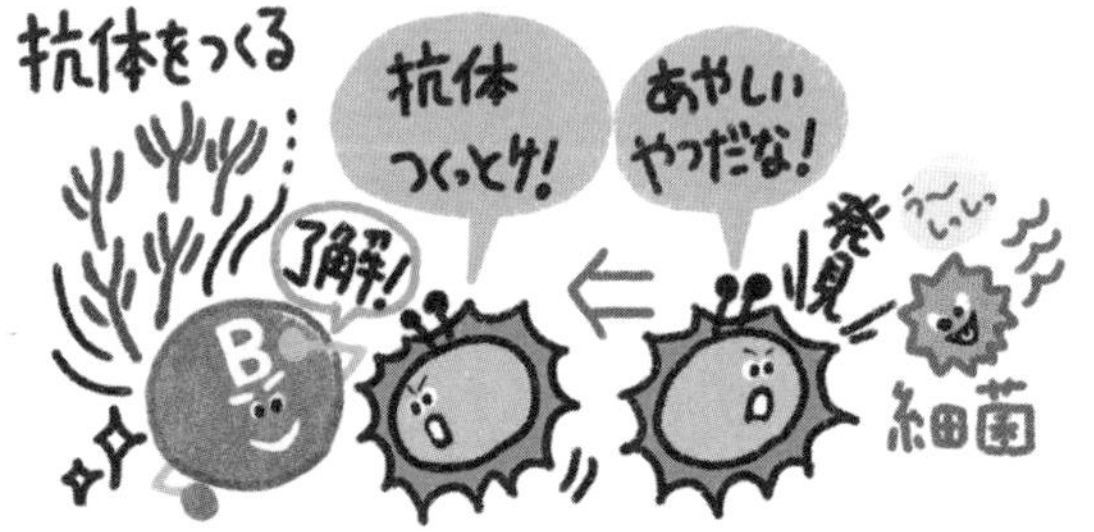
抗体をつくる
抗体 つくっとけ!
あやしいやつだな!
了解!
B
発見
細菌

同じ異物・微生物の侵入 2回目

すでに抗体ができているので、2度目に侵入したときには抗体が異物に攻撃をしかけ、病気が起こるのを未然に防ぐ。

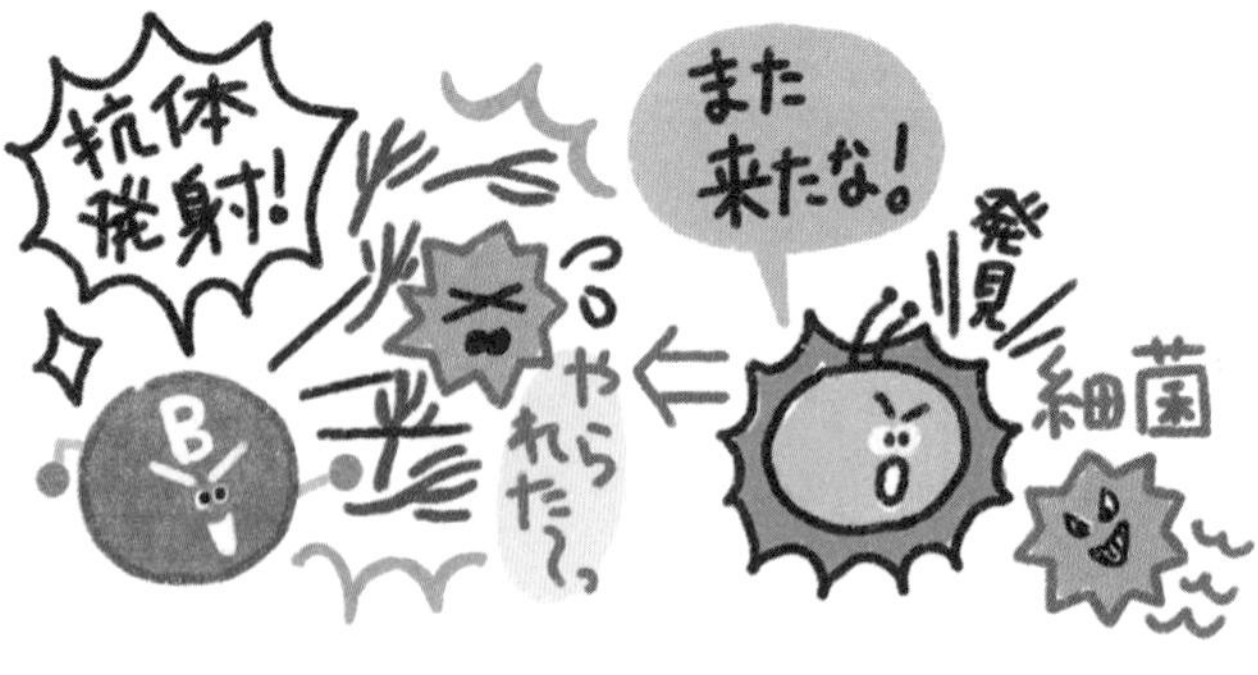
抗体発射!
また来たな!
発見
細菌
B
やられた〜っ

〈図5-2〉 **アレルギー** **免疫の過剰反応**

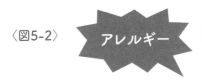

アレルゲンの侵入 1回目

体に侵入してきた異物を見つけ、記憶し、それと闘うための「IgE抗体」がつくられる。

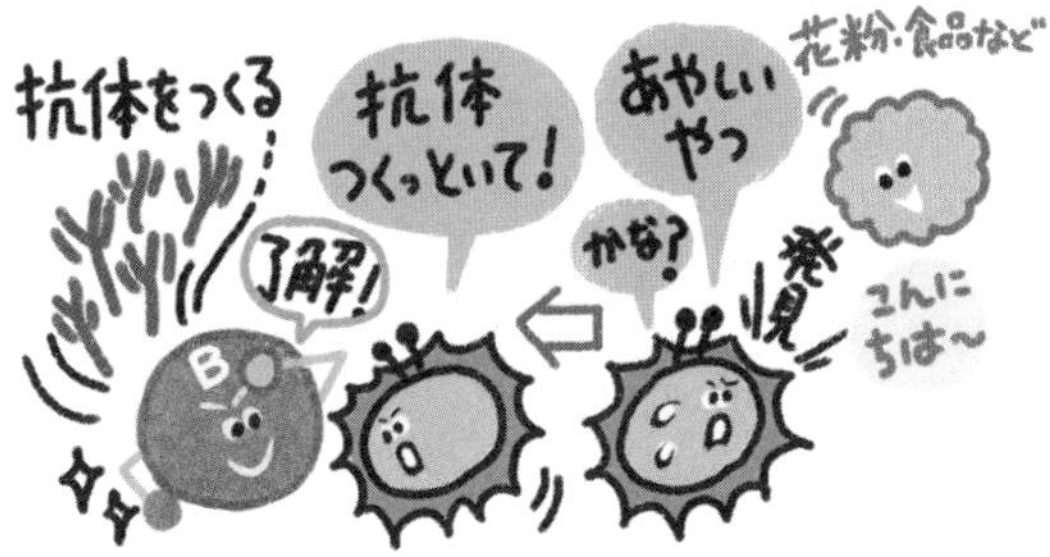
抗体をつくる
抗体つくっといて!
あやしいやつかな?
花粉・食品など
了解!
B
発見
こんにちは〜

アレルゲンに対してIgE抗体がつくられることを「感作」という。

同じアレルゲンの侵入 2回目

抗体が抗原に反応して肥満細胞が活性化し、ヒスタミンなどの化学物質を放出して、アレルギー症状を起こす。

花粉・食品など
また来たな!
抗体発射!
発見
ヒスタミンなどの化学物質
悪いやつじゃないのに〜

発症 じんましん、くしゃみ、せき、呼吸困難などの症状が出る。

※アレルゲン……アレルギーを引き起こす原因となる物質

「食物アレルギー」は特定の食べ物に対する免疫の過剰反応で、食物やダニなどが刺激となって悪化する「アトピー性皮膚炎」、植物の花粉に反応し、鼻水や目のかゆみなどを引き起こす「花粉症」も同様のアレルギー反応です。

「免疫」を左右するT細胞の大切な役割

さらに「免疫」について、少しだけ詳しく見ていきましょう。

人の体には、大きく分けて「自然免疫」と「獲得免疫」という2種類の免疫があります〈図5-3〉。「自然免疫」というのは、体が生まれながらに持っている機能で、体内に病原菌などの異物を見つけると、すぐさま攻撃をしかけて、やっつけてしまいます。この仕事は、マクロファージ、顆粒球、NK細胞（ナチュラル・キラー細胞）などの免疫細胞が担当しています。

マクロファージは細菌、ウイルス、カビ、壊れた細胞など、あらゆるものを食べてしまう、とても大食いの細胞です。顆粒球は炎症を起こす細菌などに強く反応し、攻撃をしかけます。切り傷が化膿したときなど、膿《うみ》が出ることがありますが、それは顆粒球の一種である好中球の死がいなのです。

〈図5-3〉 免疫の仕組み

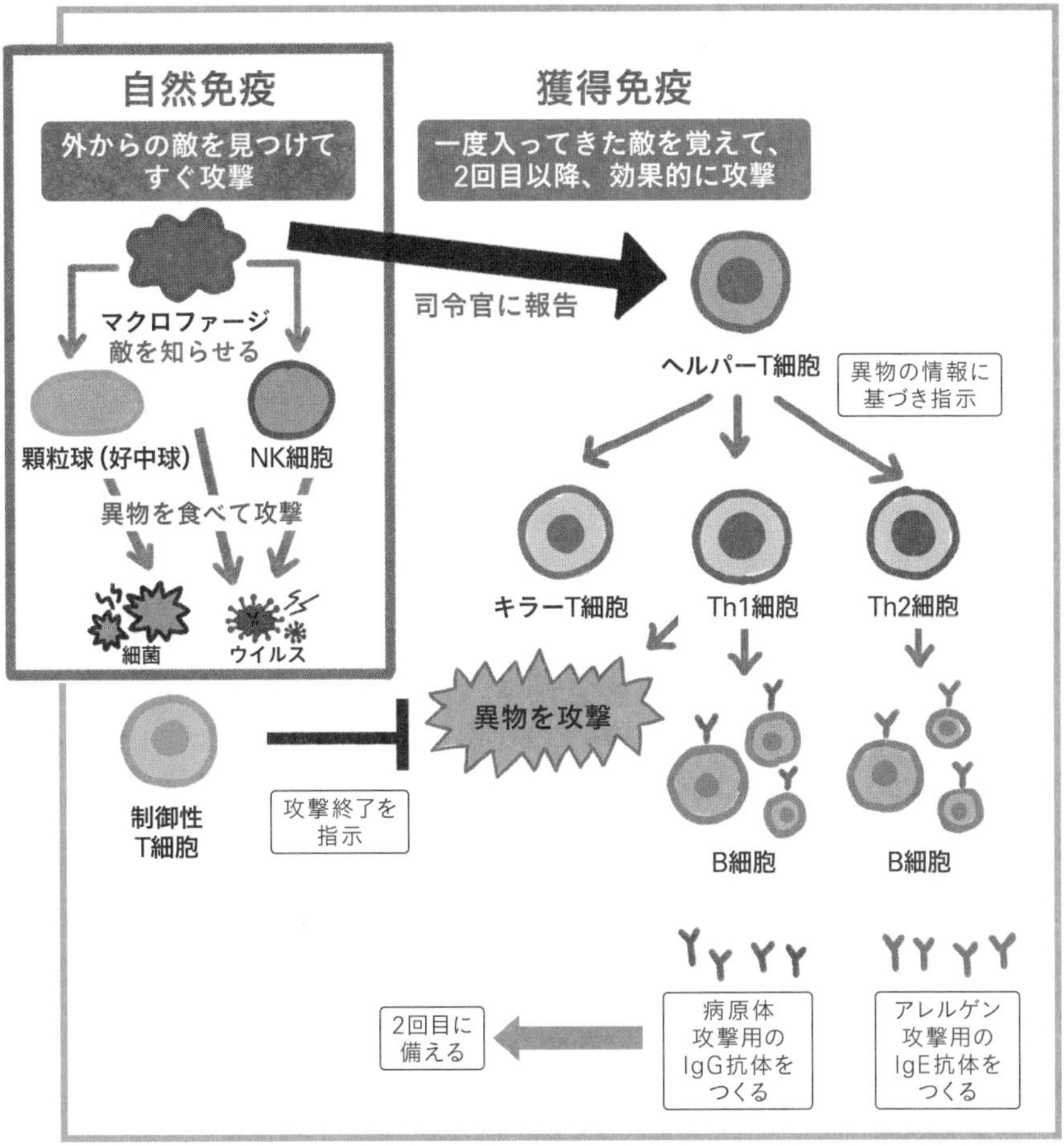

自然免疫
外からの敵を見つけて
すぐ攻撃
マクロファージ
敵を知らせる
顆粒球（好中球）
NK細胞
異物を食べて攻撃
細菌
ウイルス
獲得免疫
一度入ってきた敵を覚えて、
2回目以降、効果的に攻撃
司令官に報告
ヘルパーT細胞
異物の情報に
基づき指示
キラーT細胞
Th1細胞
Th2細胞
異物を攻撃
制御性
T細胞
攻撃終了を
指示
B細胞
B細胞
2回目に
備える
病原体
攻撃用の
IgG抗体を
つくる
アレルゲン
攻撃用の
IgE抗体を
つくる

その他にも自然免疫はさまざまな働きをして、体を外敵から守っています。それでもときには自然免疫の攻撃を逃れて、体内で増殖を始める病原体などが出てきます。すると、免疫の次のステージである「獲得免疫」が出動します。

ここで大切な役割を担っているのがヘルパーT細胞です。ヘルパーT細胞は外敵を認識するアンテナを持っていて、高度な攻撃をしかけることができます。ヘルパーT細胞にはいくつかの種類があり、中でもTh1細胞、Th2細胞は重要な働きをしています。

コロナウイルスなど、体内にウイルスが入り込むと、細胞内に侵入して増殖。あっという間に体中に感染が広がり、高熱やせきなどの症状が出ます。するとTh1細胞は、大変に力のあるキラーT細胞の生成を促進し、ウイルスに感染した細胞をまるごと破壊するのです。その後、大食いの細胞であるマクロファージなどがやってきて、処理をしてくれます。

Th1細胞はサイトカインという伝達物質を出して、抗体をつくる能力を持っているB細胞にも働きかけます。するとB細胞は、外敵を攻撃する武器であるIgG抗体をつくりながら増殖し、抗原となる細菌などを無力化するのです。

最後はマクロファージが集まってきて、力をなくした細菌を食べて、感染症を治します。

Ｔｈ１細胞と並んで生体防御に重要な役割を果たすＴｈ２細胞の本来の役割は、寄生虫に対するヘルパーＴ細胞です。

アレルギーの予防には免疫細胞のバランスが大切

Ｔｈ１細胞と、Ｔｈ２細胞は、ともに免疫を司《つかさど》る大切な働きをしますが、どちらかの機能が強すぎたり、弱すぎたりすると、免疫全体のバランスが崩れてしまいます。**Ｔｈ１細胞が強すぎると、１型糖尿病などの自己免疫疾患になりやすく、一方、Ｔｈ２細胞が強すぎると、抗体が増えすぎてアレルギー疾患になりやすくなります。**

両者のバランスを整えてくれるのが、**制御性Ｔ細胞（Ｔｒｅｇ）**と呼ばれるＴ細胞の一種です。この細胞はアレルギー疾患の原因となるような過剰な免疫作用を抑えるなど、とても大切な働きをしています。

近年、腸内に生息している細菌の一種に、制御性Ｔ細胞を活性化する役割があることがわかりました。アトピー性皮膚炎など、アレルギー疾患の予防や治療を考えるとき、腸内環境の大切さがますます注目されています。

これらの詳細はPART3でていねいに解説していますが、**アレルギー疾患を軽快させるには腸の健康が重要**だということを、繰り返しお伝えしておきます。

まとめ

- アレルギーとは「体に害のないものまで異物と認識して、自分の体を傷つけてしまう反応」のことです。
- 体に害を及ぼす細菌やウイルスを攻撃して、退治する体の機能のことを「免疫」といいます。
- 免疫には「自然免疫」と「獲得免疫」があり、「獲得免疫」として働く細胞には、Th1細胞とTh2細胞があります。
- Th1細胞とTh2細胞は体内でバランスよく働くことが大切。Th2細胞が強く働くと、アレルギー疾患になりやすくなります。

アレルギーの原因とは？

「アレルギー」とひと言で言っても、その原因であるアレルゲンの種類や、反応が出る体の部位はさまざまです〈図5-4〉。実は乳幼児に多い「アトピー性皮膚炎」「食物アレルギー」の発症を抑えることが、生涯にわたるアレルギー予防の第一歩ともいわれています。まずはその2つについて概要をお伝えしていきましょう。

「アトピー性皮膚炎」の3つの特徴

ここからは、赤ちゃんに多い「アトピー性皮膚炎」と「食物アレルギー」について少しだけお話しします。

子どもの肌にカサカサ、ジクジク、赤み、小さな発疹などが出ると、やはり、親御さんは「アトピー性皮膚炎ではないか」と心配になりますね。

アトピー性皮膚炎の症状には、次の3つの特徴があります。

〈図5-4〉 アレルギーの原因はさまざま

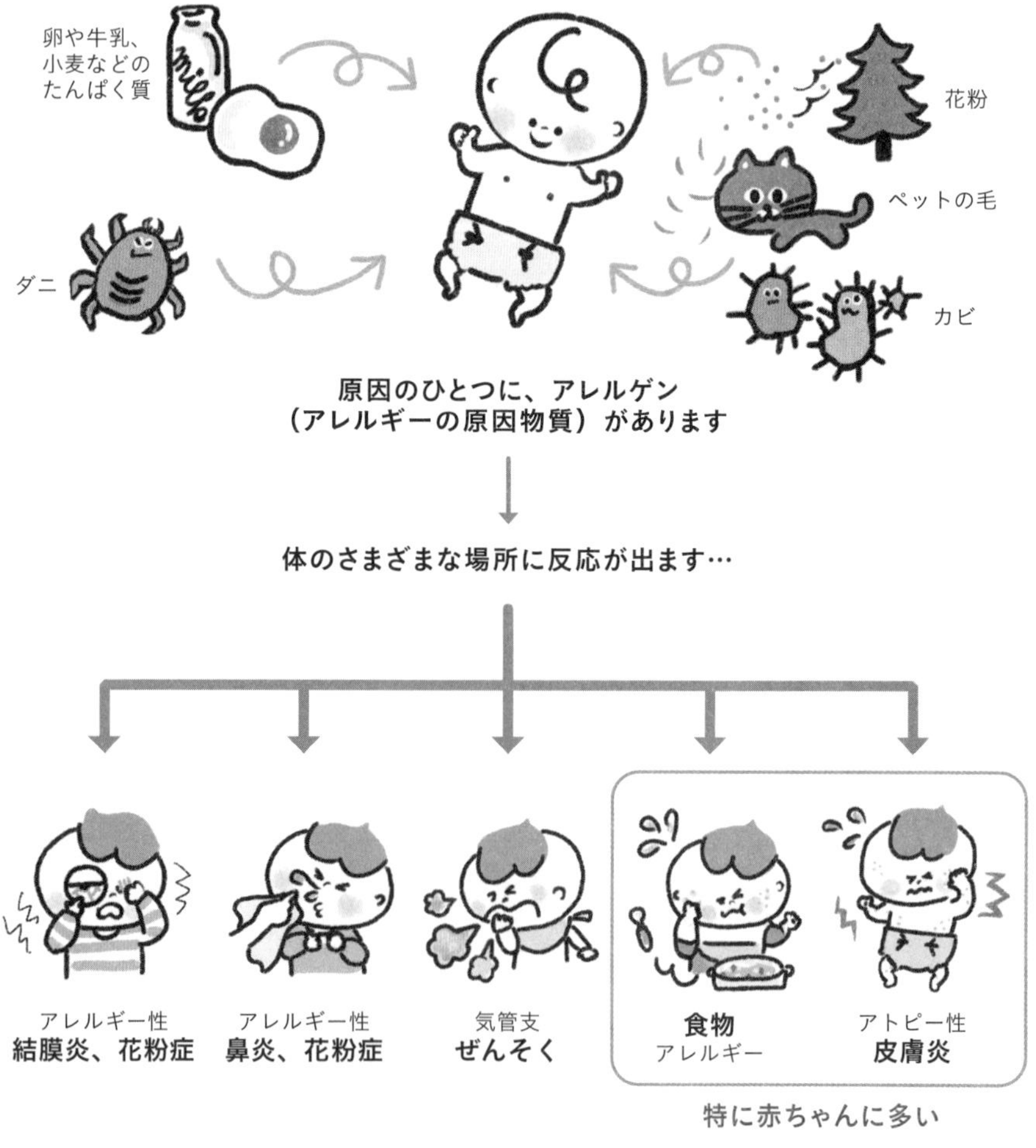

①かゆみのある湿疹ができる
②症状がよくなったり悪くなったりを繰り返す
③月齢や年齢によって、症状の出やすい部位が変わる

赤ちゃん期は湿疹が頭・顔・首に出やすく、悪化すると胸・背中・手足に出ます。幼児期になると、湿疹は首や関節の内側・裏側に出やすい傾向があります。

この他、体の左右対称に症状が出る、耳のつけ根が赤くただれたり、切れたりする「耳切れ」が起こる、ひざの後ろやひじの内側などこすれやすい部分にもかゆみを伴う炎症が起こりやすい、という特徴もあります。

アトピー性皮膚炎の要因は?

アトピー性皮膚炎は、他のアレルギーと同様にまだはっきりとわかっていないところも多いですが、次の3つの要因が重なると発症しやすくなります。

❶ 生まれつき肌のバリア機能が弱く乾燥しやすい

乳幼児の皮膚はまだ未発達で、皮脂や水分が少なく、表皮が大人の約半分ほどの厚さしかありませんし、肌のバリア機能も未発達なのですが、アトピー性皮膚炎を発症する子どもは、それに加えて、そもそも体質的に肌のバリア機能が低いことが知られています。

❷ アレルゲンの存在

湿疹ができたり、炎症を起こしている肌は、バリア機能がかなり低下しています。そこにダニ、ほこり、花粉などのアレルゲンが侵入することで、症状がさらに悪化します。

❸ かきむしってしまう

アトピー性皮膚炎の最大の特徴でもあるかゆみ。子どもは無意識にかきむしってしまうと、皮膚の炎症がさらに悪化します。また衣類にこすれたり、沐《もく》浴《よく》、汗などのわずかな刺激にも強く反応し、症状がさらに悪化してしまうことがあります。

アトピー性皮膚炎の治療には、ある程度の時間がかかります。かかりつけ医の指導に従って、外用薬や内服薬などを正しく使い、症状をきちんとコントロールしましょう。また室内の環境を整えてアレルゲンを減らすことも大切です。

PART2でもお伝えしていますが、**新生児の頃から、正しいスキンケアで皮膚を健康な状態に整えることが、未熟な肌のバリア機能のサポートになります**。さらに肌トラブルをできるだけ予防し、炎症のない肌状態を長く維持することが、アトピー性皮膚炎を防ぐうえでも、とても大切なのですね。

赤ちゃんに多い「食物アレルギー」ってなに？

食べ物に対してアレルギーが起こってしまうのが「食物アレルギー」です〈図5-5〉。乳幼児は、消化機能がまだ十分に発達していません。きちんと消化されないまま吸収されたたんぱく質はアレルゲンになりやすく、アレルギー反応が起こると、全身にさまざまな症状が出ます〈図5-6〉。

〈図5-5〉初めての食材を食べたときに、食物アレルギーを起こすメカニズムの一例

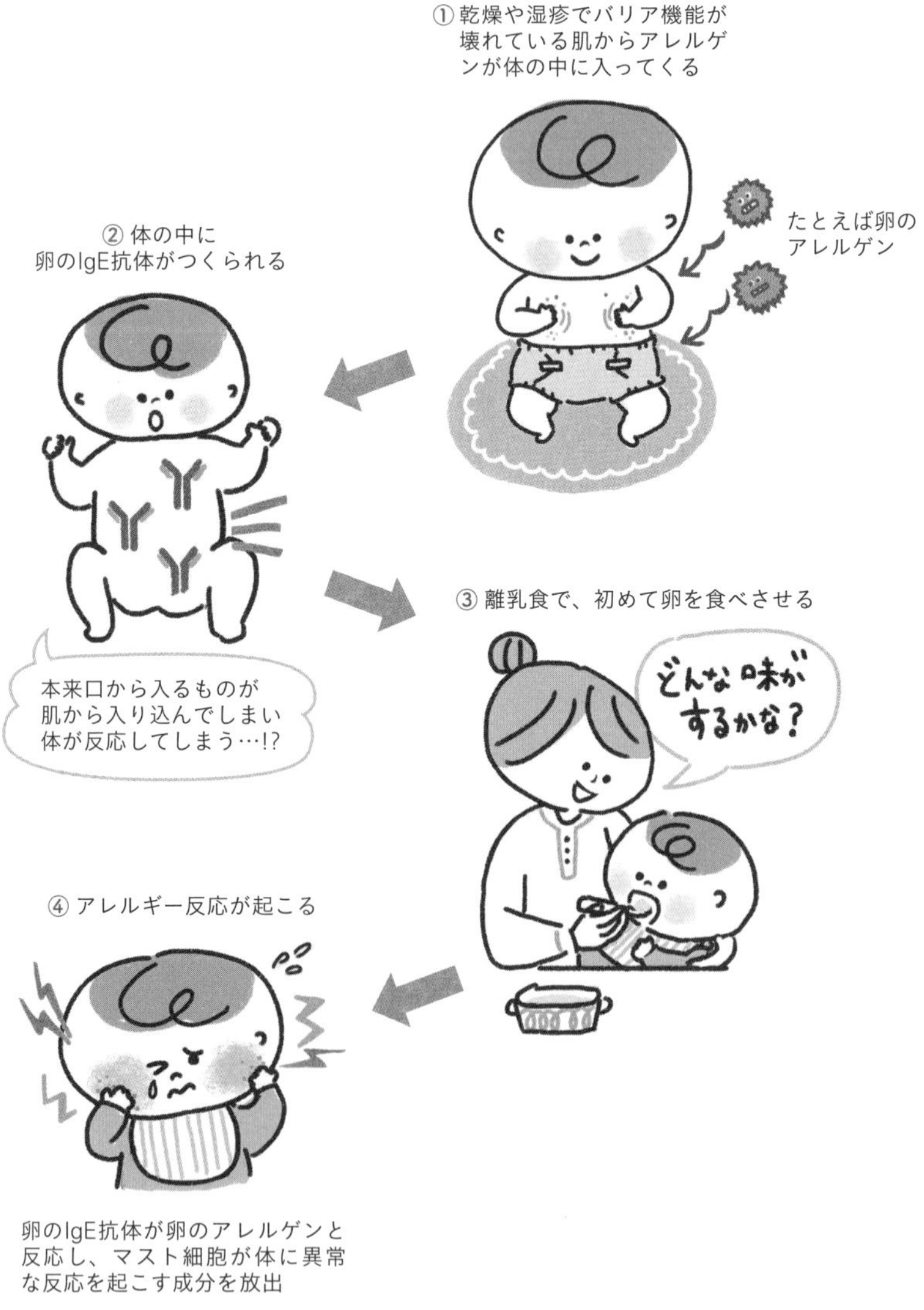

① 乾燥や湿疹でバリア機能が壊れている肌からアレルゲンが体の中に入ってくる
たとえば卵のアレルゲン
② 体の中に卵のIgE抗体がつくられる
本来口から入るものが肌から入り込んでしまい体が反応してしまう…!?
③ 離乳食で、初めて卵を食べさせる
どんな味がするかな？
④ アレルギー反応が起こる
卵のIgE抗体が卵のアレルゲンと反応し、マスト細胞が体に異常な反応を起こす成分を放出

〈図5-6〉食物アレルギーの症状

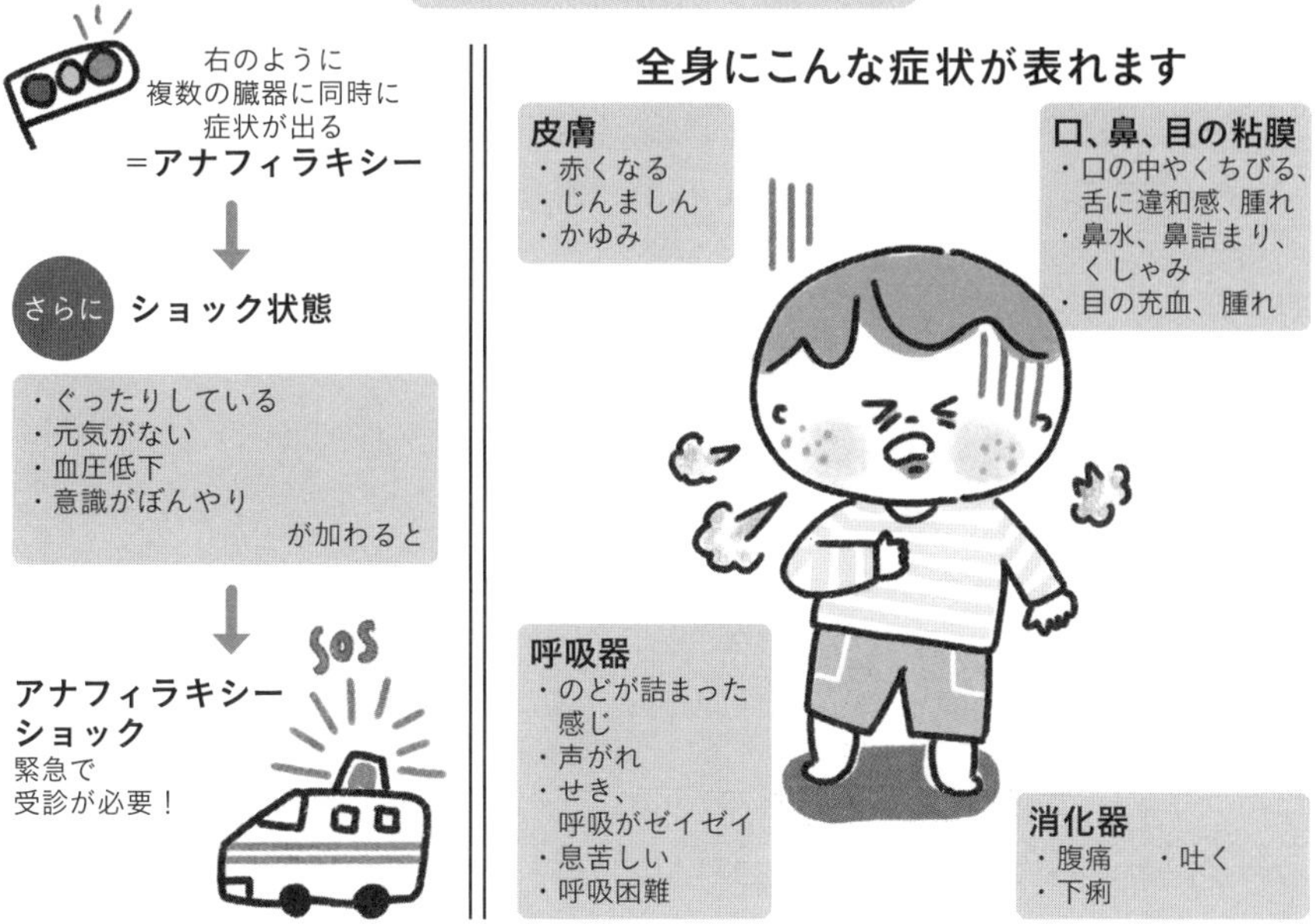
右のように
複数の臓器に同時に
症状が出る
＝アナフィラキシー
さらに ショック状態
・ぐったりしている
・元気がない
・血圧低下
・意識がぼんやり
が加わると
アナフィラキシーショック
緊急で
受診が必要！
SOS
全身にこんな症状が表れます
皮膚
・赤くなる
・じんましん
・かゆみ
口、鼻、目の粘膜
・口の中やくちびる、舌に違和感、腫れ
・鼻水、鼻詰まり、くしゃみ
・目の充血、腫れ
呼吸器
・のどが詰まった感じ
・声がれ
・せき、呼吸がゼイゼイ
・息苦しい
・呼吸困難
消化器
・腹痛
・吐く
・下痢

●皮膚に表れる場合

赤くなる、じんましん、かゆみなどの症状

●口、鼻、目の粘膜に表れる場合

目の充血や腫れ、鼻水、鼻詰まり、くしゃみ、くちびるや舌の違和感

●消化器に表れる場合

腹痛、下痢、嘔吐《おうと》

●呼吸器に表れる場合

のどの詰まり、声がれ、せき、ゼイゼイした呼吸、息苦しい、呼吸困難

複数の臓器に食物アレルギーの症状が同時に出て、生命に危機を与えるような強い反応を「アナフィラキシー」と呼びます。全身の皮膚にじんましんだけが出ていても、アナフィラキシーではありません。血圧低下や意識障害などのショック症状が加わると、「アナフィラキシーショック」といい、重篤な状態です。

「ぐったりしている」「意識がぼんやりしている」「息苦しそう」「くちびるや爪が青白い」などがショック症状のサインです。**このような状態が見られたら、すぐに救急車を呼んでください**。

もしものときのために、赤ちゃんの離乳食を進めるときには、「なにを、いつ、どのくらい食べたか」をメモしておきましょう。もし赤ちゃんの様子がいつもと違う、どこかおかしいと感じたときは、食材とともに「何分後に、どんな症状が出たのか」をかかりつけ医にすぐに報告し、助言を求めましょう。

「食物アレルギー」の原因ってなに？

食物アレルギーは小児から成人にまで見られる症状ですが、その多くが乳幼

〈図5-7〉 アレルギーマーチ

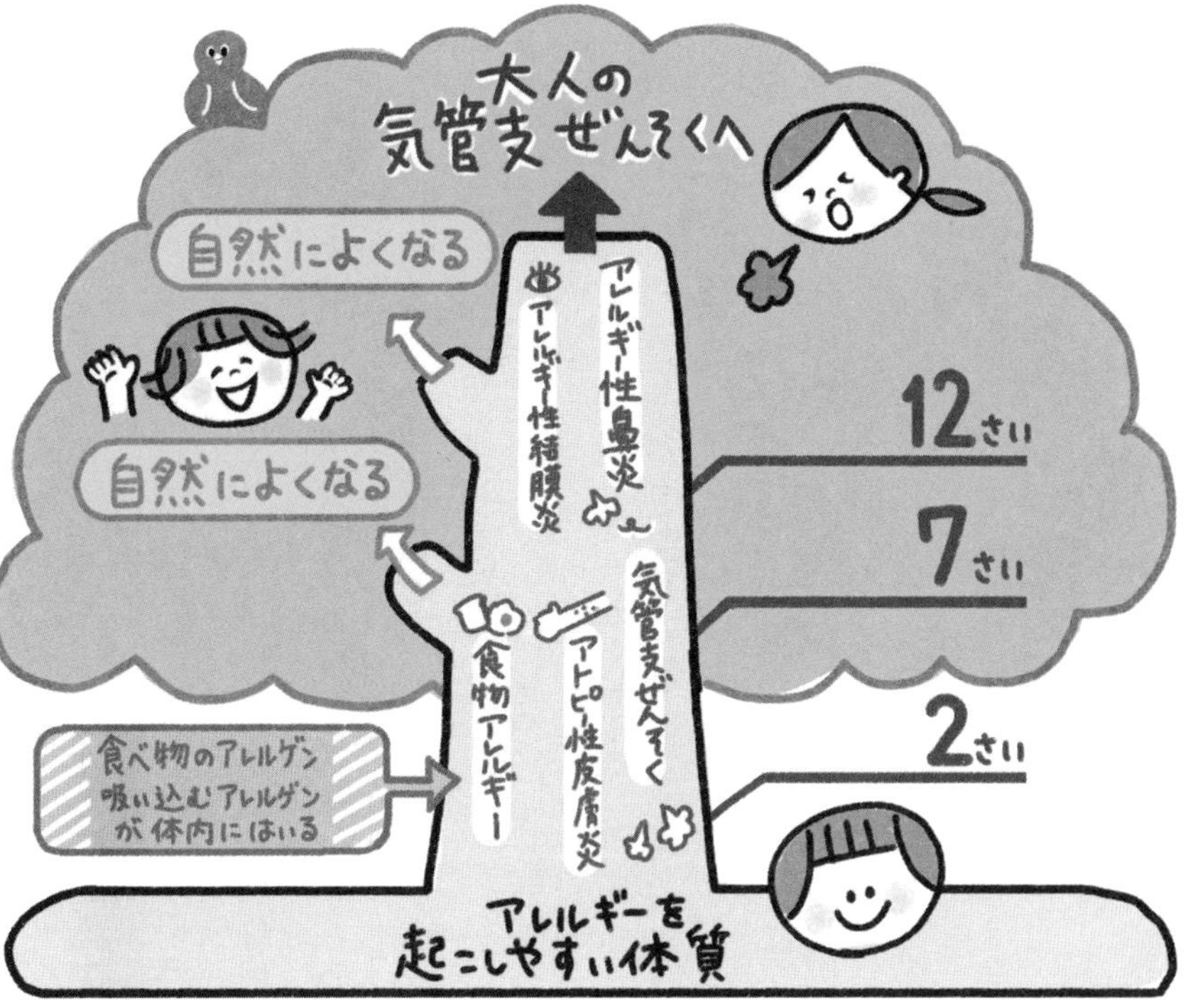

2歳くらいまでがアレルギーマーチの始まりの時期なので、
お子さんの様子を注意深く観察してあげましょう。

児期に発症します。従来、**3大アレルゲンは「卵」「牛乳」「小麦」**でしたが、最近では**ピーナッツや木の実が原因の症状も増えてきています。**

近年は赤ちゃんの10人に1人が食物アレルギーを持っているといわれていますが、成長に伴って消化機能が発達し、小学校入学前後には自然と症状が消えていくというケースも多いです。一生続く病気ではないことも多いので、かかりつけ医に相談しながら、正しい管理をしていきましょう。

赤ちゃん期を大切にして「アレルギーマーチ」を防ごう

「アレルギーマーチ」という言葉をご存じですか？

アレルギーになりやすい子どもが成長するにつれて、次々とかたちを変えたアレルギー疾患になることを、マーチ（行進）に比喩して表現した呼称です〈図5-7〉。

乳幼児期は「アトピー性皮膚炎」や「食物アレルギー」を発症し、1～2歳頃からヒューヒューゼイゼイといったせきなどが出始めて「気管支ぜんそく」と診断されます。小学校に通うようになると、「アレルギー性鼻炎」「アレルギー性結膜炎」を発症。成人になると「成人型気管支ぜんそく」などと変化していくことが多いです。

ただ、アレルギーマーチにも個人差があり、アレルギー性鼻炎の次にぜんそくの症状が出るなど、経過もそれぞれです。成長とともにアレルギー症状が自然と消えてしまうケースも多い一方、どんなに気をつけても成人型気管支ぜんそくになってしまう人もいます。

いずれにせよ、乳幼児期の最初に出てくるのが「アトピー性皮膚炎」と「食物アレルギー」です。この段階でできるだけアレルギーの発症を抑え、「次のアレルギーにつながらないようにする」ことがとても大切です。

子どもの長い将来を考えて、今こそ、本当の体づくりをしていきましょう。

まとめ

- アトピー性皮膚炎には①「かゆみのある湿疹ができる」②「症状がよくなったり、悪くなったりを繰り返す」③「月齢や年齢によって症状の出る部位が変わる」という特徴があります。
- アトピー性皮膚炎は①「生まれつき肌のバリア機能が弱い」②「アレルゲンの存在」③「かきむしってしまう」の3つの要因が重なると発症しやすくなります。
- 食べ物に対してアレルギー反応が起こるのが「食物アレルギー」です。
- アレルギーになりやすい子どもが成長するにつれて、次々とかたちを変えたアレルギー疾患になることを「アレルギーマーチ」といいます。
- アレルギーマーチのスタートとなる乳幼児期に、「アレルギーを引き起こさない体」をつくることがなによりも大切です。

Column

木の実が強力なアレルゲンに

摂取してから、すぐにアレルギー反応が出現する「即時型食物アレルギー」の原因食物ランキングが消費者庁から発表されました※。1位「鶏卵」、2位「牛乳」、3位「木の実類」、4位「小麦」、5位「ピーナッツ（落花生）」となっています。

以前の調査で3位だった「小麦」が4位になり、「木の実類」が3位に上がりました。「木の実類」と「ピーナッツ（落花生）」を合わせると、2位の「牛乳」よりアレルギーの発生が多いのです。「木の実類」（クルミ、カシューナッツ、アーモンドなど）のアレルギーが最近、急激に増加している理由はわかっていません。しかし、アレルギー症状が強いことや治りづらいこともあり、幼児のアレルギーとして今後、大きな問題になっていくと考えられます。

ピーナッツや木の実などは幼児期からときおり摂取しておくほうが、将来のアレルギーを予防する可能性があります。湿疹や卵アレルギーがあった場合も、医師と相談して、適切な開始時期に可能な範囲でピーナッツ、木の実の摂取を開始するのがいいと考えます。ナッツアレルギーが怖いからと摂取を控えていると、かえってナッツアレルギーになりやすくなります。「経口免疫寛容」の仕組みをうまく利用して予防しましょう。ピーナッツならバターやペーストで、アーモンドはパウダーやスライスで、クルミやカシューナッツは細かく砕いてヨーグルトなどといっしょに食べると誤嚥《ごえん》防止になります。大切なのは、自己判断で食べる時期を遅らせないこと。食べさせるときに肌から入り込まないよう、湿疹のないすこやかな肌のときに始めましょう。

※令和3年度食物アレルギーに関連する食品表示に関する調査研究事業報告書
https://www.caa.go.jp/policies/policy/food_labeling/food_sanitation/allergy/assets/food_labeling_cms204_220601_01.pdf

PART
6

これも知りたい！
妊娠中〜子育てのギモンQ&A

回答／古賀泰裕先生・下条直樹先生

妊娠中のQ&A

Q 両親のアレルギーは遺伝しますか？

A （下条先生）親御さんがアレルギーを持っている場合、お子さんがアレルギーになりやすいと考えられます

両親のどちらかになんらかのアレルギーがある場合、子どもにアレルギーが出る可能性は高い傾向にあります。ただ、妊娠中のお母さんのアレルギーが強いと、生まれてくる赤ちゃんもアレルギーになりやすいかについては、はっきりしたエビデンスはありません。ただ、マウスを使った実験では、**母親をひどいアレルギーの状態にしておくと、子どもがアレルギーになりやすい**というデータが出ています。

実際にアレルギーになるかどうかというのは、生活環境や暮らし方なども関わってくるので、個人差が大きいでしょう。とはいえ、お母さんにアレルギー疾患があれば、症状をコントロールしておくことは大切です。花粉症なら目薬

や点鼻薬、ぜんそくなどがあれば吸入、皮膚にトラブルがあればステロイド軟膏など、妊婦さんでも使える薬があります。それらを上手に使って、体を整えておきましょう。

また妊娠中にストレスをためないことも、アレルギー予防には大切なポイントです。おなかが大きくなって日々、苦しいのに、家事と仕事に追われている。そんな状況ではストレスが高じて、心身のトラブルが発生しかねません。できるだけお父さんにも家事などを分担してもらい、**妊娠中のストレスを解消する。これがお母さんと赤ちゃんの健康につながります。**

Q 野菜が嫌いです。サプリメントで栄養を摂るのはOKですか？

A （下条先生）免疫を働かせるためにも、毎日の食事を大切に

食事というのは単なる栄養というだけではなく、体の免疫機能を動かす、とても重要なものです。サプリメントというかたちで特定の栄養素だけを摂るのではなく、**野菜そのものを食べて、含まれる栄養素をまるごと摂取するのが基**

本です。スープにする、スムージーにするなど、調理方法や味つけなどを工夫しましょう。野菜ごとに栄養の特性があるので、いくつかの種類を組み合わせると理想的です。

葉酸は妊娠中、あるいは妊娠前の女性にとって大切な栄養素で、サプリメントを利用する人も増えていますが、近年、人によっては葉酸を摂りすぎともいわれています。習慣的に摂取する場合、1日1ミリグラムを超えないようにという規準※があるので、摂取量には注意しましょう。

※厚生労働省『妊娠前からはじめる妊産婦のための食生活指針』解説要領より（令和3年3月）

葉酸はアスパラガス、ほうれんそう、ブロッコリーなどの野菜、枝豆、納豆などにも含まれているので、できるだけ食品から摂ると安心です。

Q 夫は風疹の予防接種を受けるべきでしょうか？

A （下条先生）ぜひ！　周囲の人が予防接種を受けて妊婦さんを守りましょう

妊娠初期に風疹に罹患すると、おなかの中の赤ちゃんも風疹ウイルスに感染し、先天性風疹症候群になる場合があります。難聴、心疾患、白内障などの障がいが出るおそれがあるので、**妊娠以前に、お母さんが風疹の抗体を持っていることが大切**です。妊娠前に家族で予防接種を受けることをおすすめします。

妊婦健診で風疹の抗体値が低いとわかっても、残念ながら妊娠中は風疹ワクチンを打つことはできません。現在でも風疹の局地的な流行が発生しているので、そのような地域に住んでいたら、不要な外出はなるべく避け、人混みには近づかないようにします。

同居の夫が会社などで風疹に感染しないとも限りませんし、無症状の感染者もいます。夫も血液検査を受けて抗体値を調べ、低いようでしたら、なるべく早く予防接種を受けてください。上の子どもがいる場合は、定期予防接種のスケジュールに沿って、1歳で1期目、小学校入学前に2期目のMRワクチン（麻疹・風疹混合ワクチン）を接種しましょう。

Q 妊娠中や授乳中に薬やサプリメントはOKですか？

A （下条先生）自己判断せず、かかりつけ医、産婦人科医に相談しましょう

風邪薬、解熱剤など身近なものであっても、妊娠中に飲んでもいいもの、飲んではいけないものがあります。体調が悪く、薬が必要だと感じたら、かかりつけ医、産婦人科医に相談しましょう。持病があって、日常的に薬を服用している場合も、かかりつけ医、産婦人科医に必ず伝えてください。**自己判断で薬を中断すると体調が悪化し、結果的に胎児に悪い影響が出る可能性もあるので注意**しましょう。

また最近は便利なサプリメントも出ていますが、利用の際は摂取量に注意しましょう。

授乳中の服薬も心配ですね。母乳はお母さんの血液からつくられるので、お母さんが飲んだ薬の成分も母乳に移行します。しかし薬の種類にもよるので、「授乳中だから薬は飲めない」と自己判断はしないこと。つらい症状は我慢せず、かかりつけ医や薬剤師に相談しましょう。

授乳中でも使用できる薬のリストが、国立成育医療センターのホームページ※に掲載されているので、こちらも参考にしてください。

※ https://www.ncchd.go.jp/kusuri/news_med/druglist.html

Q 妊娠中、特に摂るべき食材はありますか？

A （下条先生）食物繊維、発酵食品、ビタミンDがおすすめ

お母さんの腸内細菌は、出産時に赤ちゃんに受け継がれます。新生児のすこやかな成長のためにも、妊娠中はできるだけ腸を整えておきたいものです。

腸活におすすめなのが、食物繊維の豊富な食材です。アボカド、モロヘイヤ、かぼちゃ、キウイフルーツなどは水溶性食物繊維が豊富で、腸内の善玉菌のエネルギー源になります。豆類、ブロッコリー、さつまいもなどには不溶性食物繊維が多く含まれています。便の量を増やして、腸の蠕動《ぜんどう》運動を促進。妊婦さんに多い便秘の解消をサポートしてくれます。また腸の中で腸内細菌のすみかをつくる働きもあり、間接的に腸内フローラを活性化させます。

発酵食品は微生物がつくりだす栄養素、植物性の乳酸菌などを多く含んでいて、妊婦さんの免疫力アップと腸活にぴったりです。ヨーグルト、納豆、みそ、ぬか漬けなどをこまめに食べましょう。

また日本人はビタミンDが不足しがちです。散歩などで適宜、日光を浴びてビタミンDを皮膚表面でつくることも大事ですし、ビタミンDの豊富な魚を食べるのもよいでしょう。イワシ、サンマ、サケ、ブリ、カレイなどはおすすめです。PART4でもご説明しましたが、キンメダイ、メカジキ、クロマグロなどの大型魚は水銀を含んでいるので、食べる量と頻度に注意しましょう。

食事全般に言えることですが、人によって体に備わる代謝力が異なり、必要とする食材の量もさまざまです。できるだけバランスのよいメニューを心がけ、日々の食事を楽しみましょう。

赤ちゃんの成長Q&A

Q アレルギー予防には、やっぱり母乳ですか？

A （下条先生）完全母乳だけにこだわらず、サステナブルな方法を

母乳には免疫グロブリン、ラクトフェリン、リゾチームなど、赤ちゃんを細菌やウイルスの感染から守る成分が豊富です。

さらに**母乳にはIgAが大量に含まれていて、アレルギーの発症を抑え、細菌やウイルスが体内に侵入しようとするのを防ぐ**役目も果たします。また母乳にはオリゴ糖がたっぷり入っているので、赤ちゃんの腸内細菌を整えてくれるのです。初乳にはこれらの栄養素が多く含まれているので、ぜひとも赤ちゃんに飲ませましょう。

完全母乳をいつまで続けるか、については議論があります。

WHO（世界保健機関）では生後6カ月までは完全母乳での育児を推奨していますが、感染症の危険性が高い発展途上国では有効でも、先進国では一概に

言えません。生後1～3カ月まで、1日10ミリリットルの粉ミルクを飲ませた赤ちゃんは、生後6カ月のときに牛乳アレルギーになる率が低かったという研究結果も出ています。またアジアでは母乳栄養の赤ちゃんのほうが卵アレルギーを起こしやすいことは確かなようです。母乳が足りなくて悩んでいるというお母さんは、完全母乳にこだわりすぎず、自分にとって楽に続けられる方法、サステナブルな方法を見つけてほしいと思います。

また最近、日本やタイ、台湾などアジアの国々からは、完全母乳栄養で育った乳児は混合栄養や粉ミルクを飲んでいる乳児よりも、アトピー性皮膚炎や食物アレルギーが多いという調査研究結果が報告されています。その理由はわかっていませんが、母乳栄養児でのビタミンD不足の可能性が指摘されています。また、母乳中の免疫調節物質の質や量が以前に比べて変化している（母乳の質が悪化している）可能性もあります。授乳をしているお母さんはバランスのよい食事をしたいものです。

いずれにせよ母乳にはビタミンDが不足しています。完全母乳育児の場合は、ビタミンDを補うことを忘れないようにしましょう。

Q 母乳の質を高めるには、どうしたらいいですか？

A （古賀先生）毎日の食事をバランスよく摂りましょう

妊娠後期から出産後1カ月まで、お母さんにフラクトオリゴ糖を飲んでもらい、母乳の栄養に変化があるかどうかを調べた研究があります。

それによると、フラクトオリゴ糖を飲んだお母さんの母乳の中には「インターロイキン27」というサイトカインが増加していることがわかりました。このサイトカインは「経口免疫寛容」（口から入った食物は異物ではないと判断して、排除しない免疫の仕組みのこと）と関わる重要なたんぱく質だといわれ、体に炎症を起こしにくくする作用があります。この成分が増えることは、母乳を飲む赤ちゃんにとっても喜ばしいことです。

これら先進的な研究も興味深いですが、やはり母乳のためには日々、バランスのよい食事をするという基本がもっとも重要です。

腸内フローラを整えるためにも**低脂肪で食物繊維が豊富な献立、発酵食品の摂取がおすすめ**です。また適量の肉・卵・乳製品なども、栄養を摂取するうえで必要な食材です。コンビニなどで売っている加工食品は糖質と脂質が多いので、食べすぎに注意しましょう。お母さんが食べるものは、赤ちゃんにとって重要な飲み物に直結しているということをお忘れなく。

Q 赤ちゃんの体重が増えないけど、母乳が不足しているの⁉

A （下条先生）成長曲線の枠内なら心配することはありません

母乳育児をがんばっているお母さんに多い悩みは「母乳が足りているのかどうかわからない」というもの。粉ミルクとは違って、母乳の量をはかることができないので、不安は尽きませんね。

赤ちゃんの成長は個人差が大きいので、成長曲線の枠の中に入っている（チャネルに沿っている）、元気に機嫌よく過ごしているという様子があれば大丈夫です。

「身長は大きいのに、体重が少ないから心配だ」というお母さんもいますが、多少のアンバランスは普通のことです。体をよく動かす赤ちゃんはエネルギー消費量が多く、ハイハイ期など十分に母乳を飲んでいても体重が増えないことがあります。

粉ミルクを飲んでいる赤ちゃんは体重が増えやすい傾向がありますが、体を動かすようになれば自然と適正体重になります。たくさんハイハイをさせて、体の機能をしっかりと鍛えましょう。

Q 帝王切開をしました。赤ちゃんに腸内細菌は受け継がれないのですか？

A（古賀先生）授乳やふだんの育児で菌を獲得。生後3カ月頃には追いつきます

経腟分娩の際、赤ちゃんはお母さんの持つ腸内細菌に触れて、そこから自分の腸内細菌を育てていくのは事実です。しかし、それ以外の方法でも、お母さんから赤ちゃんへ、腸内細菌をプレゼントする方法はあります。

やむをえず帝王切開になってしまった場合は、**産後、できるだけ早い段階で赤ちゃんに初乳を与えましょう。**乳腺にはビフィズス菌が付着しているので、赤ちゃんは乳首をくわえるだけで、自然と母親由来のビフィズス菌を獲得できます。初乳にはオリゴ糖をはじめ、赤ちゃんのための栄養もたっぷりと含まれています。

また**肌と肌の触れ合いを通しても、腸内細菌の移行が可能**です。

Q 赤ちゃんの腸内環境が育っているかどうかは、どうすればわかりますか？

A （下条先生）うんちの回数と色などが参考になります

赤ちゃんの腸内環境を確認するには、うんちを観察するのが一番です〈図6-1〉。

母子健康手帳には赤ちゃんのうんちの色を確認する「便カラーカード」が掲載されています。胆道閉鎖症を早期発見するためのものですが、健康なうんちが出ているのかどうかの確認にも使えます。**黄色から茶色の便が健康の目安**です。

便の状態も個人差が大きいので、必要以上に不安になることはありません。理想はバナナうんちかもしれませんが、小児科の現場で見ていると、実に多種

〈図6-1〉

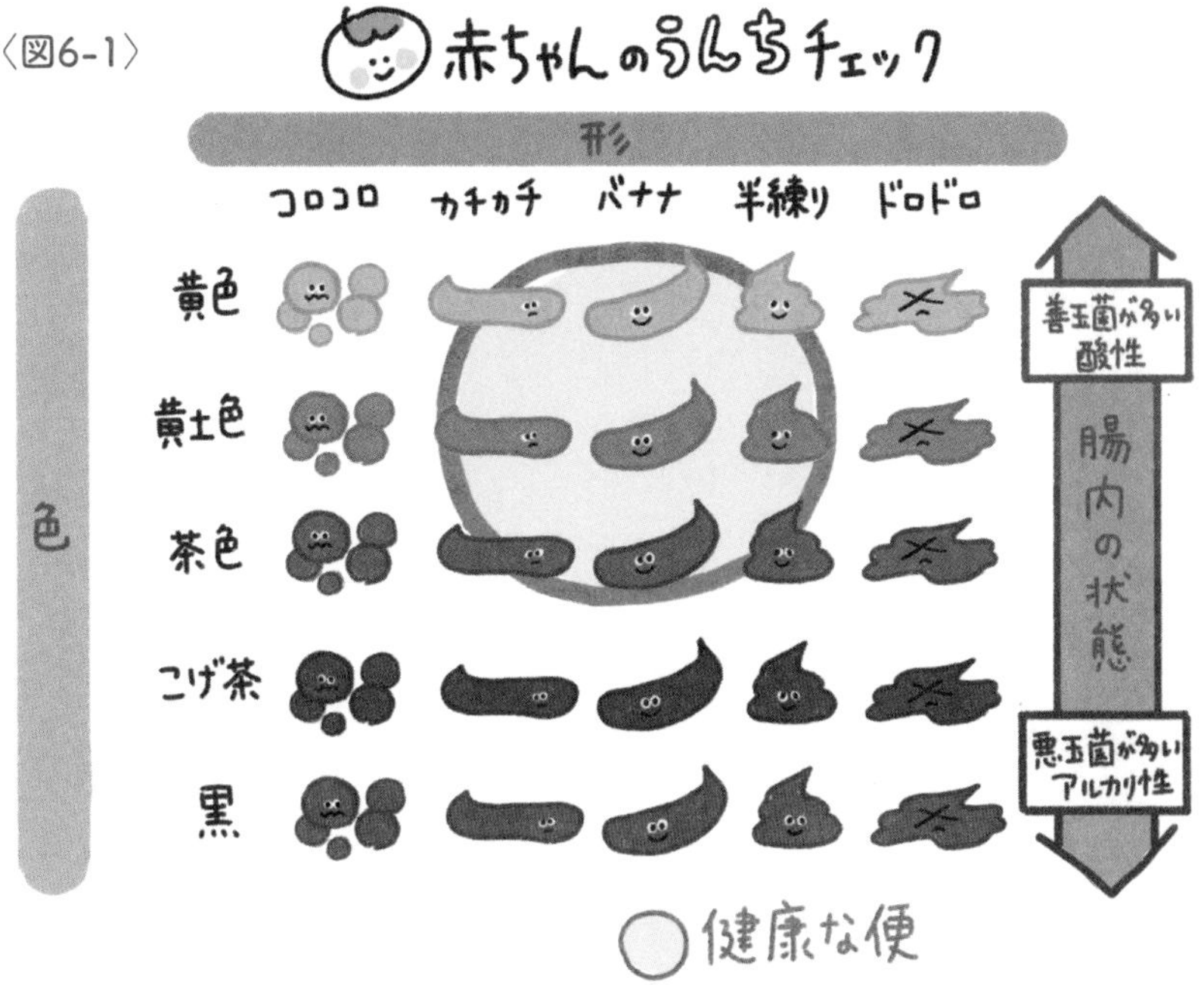

赤ちゃんのうんちチェック
形
コロコロ
カチカチ
バナナ
半練り
ドロドロ
色
黄色
黄土色
茶色
こげ茶
黒
善玉菌が多い
酸性
腸内の状態
悪玉菌が多い
アルカリ性
健康な便

多様なうんちに出合います。色形は違いますが、どの子どもも、みんな元気に育っています。ただし便の黄色が薄くなり、白に近づくと胆道閉鎖症の可能性があるので、すぐにかかりつけ医に相談してください。

また、便秘はお母さんのみでなく、赤ちゃんにもよくありません。うんちの色だけでなく、頻度や回数も大事です。週に3回以下であれば、小児科の先生に相談してください。また便秘だと腸内フローラも乱れていますので、最低1日おきに力まないでうんちが出るように、食品などを工夫しましょう。

Q 食品添加物は避けたほうがいいですか？　食品選びのポイントを知りたいです。

A （下条先生）加工品ではなく、できるだけ食材から作りましょう

日本で使用が認められている食品添加物は、約800種類です。厚生労働省では、実際に国民がどれだけ食品添加物を摂っているのか継続的に調査をしていますが、近年の調査結果では、健康に悪影響が出ないとされる「1日摂取許容量」を下回っています。

とはいえ、安全性については基本的に大人が規準となっているので、子どもの場合は一概には言えません。食品については加工品ではなく、できるだけ食材から購入して調理するのが安心です。**野菜なども見た目のよいものにこだわらず、土つきの少し曲がった野菜などでもいい**と思います。

Q 腸をもっとよくしたいと思ったら、食べ物のほかに、やれることはありますか？

A （古賀先生） 早寝早起きをし、自然に沿った暮らし方が大切

運動は腸の活動を活性化し、便秘予防になりますし、適度に日光浴をするとビタミンDが生成され、腸の環境を整えてくれます。そういう意味では**日中の散歩はおすすめ**です。

また赤ちゃんが生まれる前から、自宅で犬などを飼っていると、いろんな微生物にさらされてアレルギーになりにくいということはいわれています。PART3で解説したように、きょうだいの多いほうがアレルギーになりにくいという疫学調査の結果が出ていました。もちろん、意図的に不衛生な環境をつくる必要はありませんが、室内に除菌剤をまいたりせず、自然な暮らしの中で免疫を鍛えることも大切です。

もうひとつ、大切な要素が「睡眠」です。

子どもにとって睡眠は心身の発達に欠かせない重要な時間で、寝ている間に成長ホルモンが分泌され、交感神経、副交感神経のバランスも整います。生後3カ月で14〜15時間、6カ月で13〜14時間、1歳で11〜12時間程度は必要といわれています。夜ふかしはせず、しっかりと睡眠時間を確保しましょう。

Q 肌からアレルゲンが入ることがあるそうですね。手づかみ食べは避けたくなります。

A **（下条先生）手づかみの経験は赤ちゃんの成長に不可欠です**

赤ちゃんは食べ物を手でつかみ、柔らかさ、硬さなど、複雑な感触を体験します。さらに、それを口に運んで、舌でなめて味覚を知り、熱さや冷たさを覚えていきます。これらの行動は、赤ちゃんの発達にとって非常に大切なのです。

また赤ちゃんのうちは、なんでもなめてしまうので心配するお母さんがいますが、**なめる過程で、自然と体内に多様な菌が入ります。腸内環境を鍛えるうえではよい影響が出る**とも考えられます。

肌からアレルゲンが入ることとも、確かに心配ですね。赤ちゃんの手を洗ったら、そのつど、しっかりと保湿をして皮膚を守ってあげましょう。最近は手洗いとアルコール消毒の繰り返しで、手荒れを起こしている子どももいます。手を洗ったら、水分を拭き取り、すぐに保湿クリームを塗る。赤ちゃんのすこやかな成長のためにも、この手間を惜しまないようにしましょう。

また同時に赤ちゃんのお口まわりのケアにも気を配りましょう。よだれや食べカスなどがついたら、きれいに汚れを取り、保湿クリームを塗るようにしましょう。

赤ちゃんのお世話をするお母さん、お父さんも手の保湿が大切です。赤ちゃんのケアの際に、自分の手にもしっかりと保湿クリームを塗ってください。赤ちゃん用のクリームをそのまま使ってもかまいません。

Q 肌荒れのときに処方されるステロイド、本当はよくないもの?

A （下条先生）正しく使えば、安心です

皮膚が荒れてかゆみが出ると、その部分をかきこわし、皮膚の炎症はどんどんひどくなります。ステロイド外用薬は皮膚の炎症を取って、かゆみを抑える効果があり、正しく使えば安全性も認められています。

ステロイド外用薬は弱いものから強いものまで、さまざまな種類がありますが、医師は症状を見ながら最適なものを出しています。赤ちゃんにとって必要だからこそ処方しているので、指定された量と期間を守ってきちんと使用しましょう。早くよくなれば、赤ちゃんの体への負担も軽くなります。

また一見、調子がよくなっても、皮膚の奥のほうで炎症が続いている場合があります。自己判断で塗るのをやめたり、量を調節すると、炎症やかゆみがおさまりきらず、また悪化することも。指示された使い方を守り、医師に症状の具合を見てもらいながら、薬の頻度を調整していく。これを繰り返すことが結果的に症状をより早く軽減していくことになります。

Q 抗生物質は腸によくないの？

A （古賀先生）腸内細菌に影響が出ますが、必要な場合はきちんと飲み切りましょう

生後半年くらいの間に、一定量以上の抗生物質を使うと、その子どもはアレルギーになりやすいということがわかっています。またアメリカの小児科学会では「小児への抗生剤投与はぜんそくの発症を増やす」という論文も出ています。抗生物質を使うと、腸内フローラの様子が劇的に変わり、ビフィズス菌は激減します。その結果、腸内細胞のバランスが崩れてさまざまな症状が表れるのです。

とはいえ、感染症などを治療するため、抗生物質を必要とする場合もあります。かかりつけ医が必要だと判断して出した薬は、期間を守って、きちんと飲み切りましょう。「熱が下がったから、もういいだろう」など、自己判断で中断すると耐性菌（薬への抵抗力が高くなった細菌）を増やすことになりかねません。

ステロイド外用薬と同様、「なにが赤ちゃんの成長に必要か？」という、そもそもの目的に立ち返り、理解して治療に取り組みましょう。腸内環境を整え

ることは重要ですが、赤ちゃんが無事に生まれ、細菌などに負けず、元気に生きていくことが大前提です。

Q アレルギーの情報を得るよい方法をおしえてください。また、さらに詳しく知りたい場合は、どんな本やサイトを見ればいいでしょうか。

A （下条先生）参考文献＆参考ＷＥＢサイトのページをごらんください

インターネット上にはアレルギーに関するさまざまな情報があふれていて、正しい情報も間違っている情報も玉石混交状態で入り乱れています。この本を読んでくださった皆さんが、間違った情報で混乱しないように、１８２〜１８３ページに参考文献とともに参考Ｗｅｂサイトをあげました。ぜひ参考になさってみてください。

Column

ステロイド軟膏の上手な使い方

かかりつけの医師に処方されたステロイド軟膏が効かないという場合、次のような可能性が考えられます。

① 塗る量が少なすぎる

② 効果が弱いステロイド軟膏を使っている

③ ステロイド軟膏を早めにやめてしまった

④ 湿疹に保湿薬だけを塗っている

症状がよくならない場合は、再度受診しましょう。

ステロイド軟膏の使い方と上手な減らし方 〜プロアクティブ療法〜

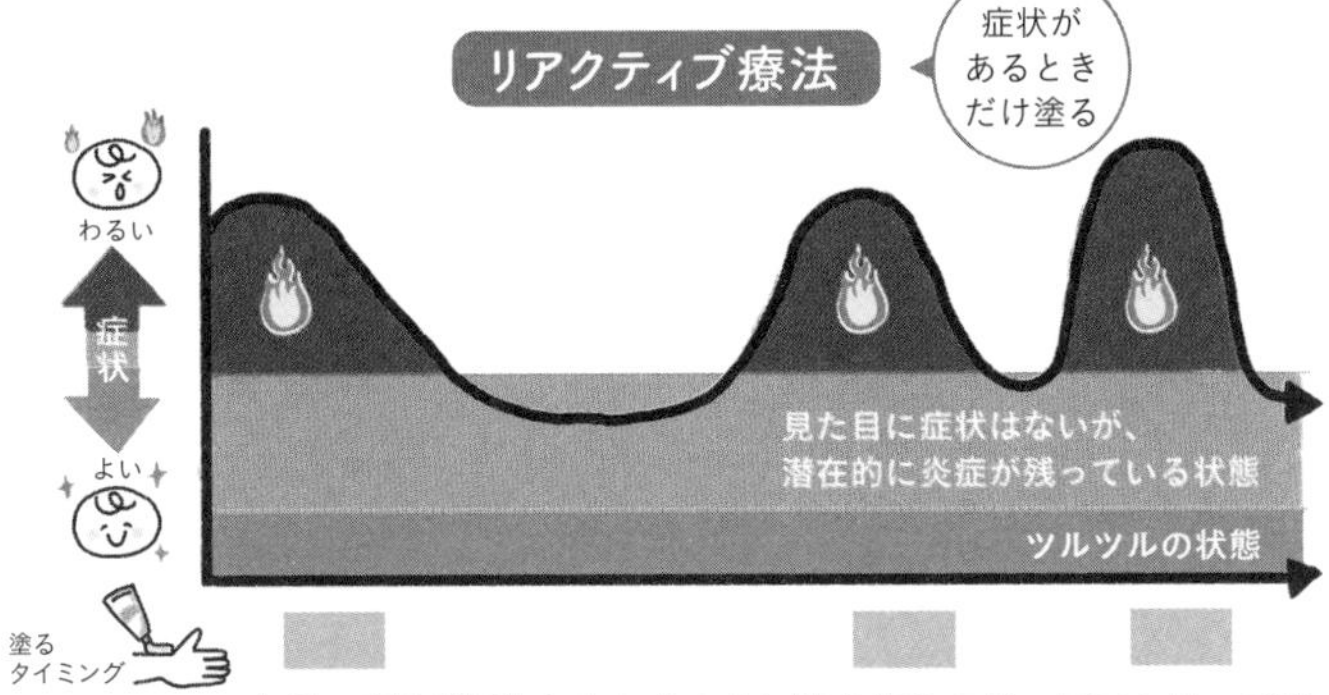

皮膚の症状が悪化したときのみに薬を使うのが、リアクティブ療法。いったん改善しても、時間とともに再燃し、寛解期間が長続きしないので、何年薬を使い続けてもなかなか完治しないのです。

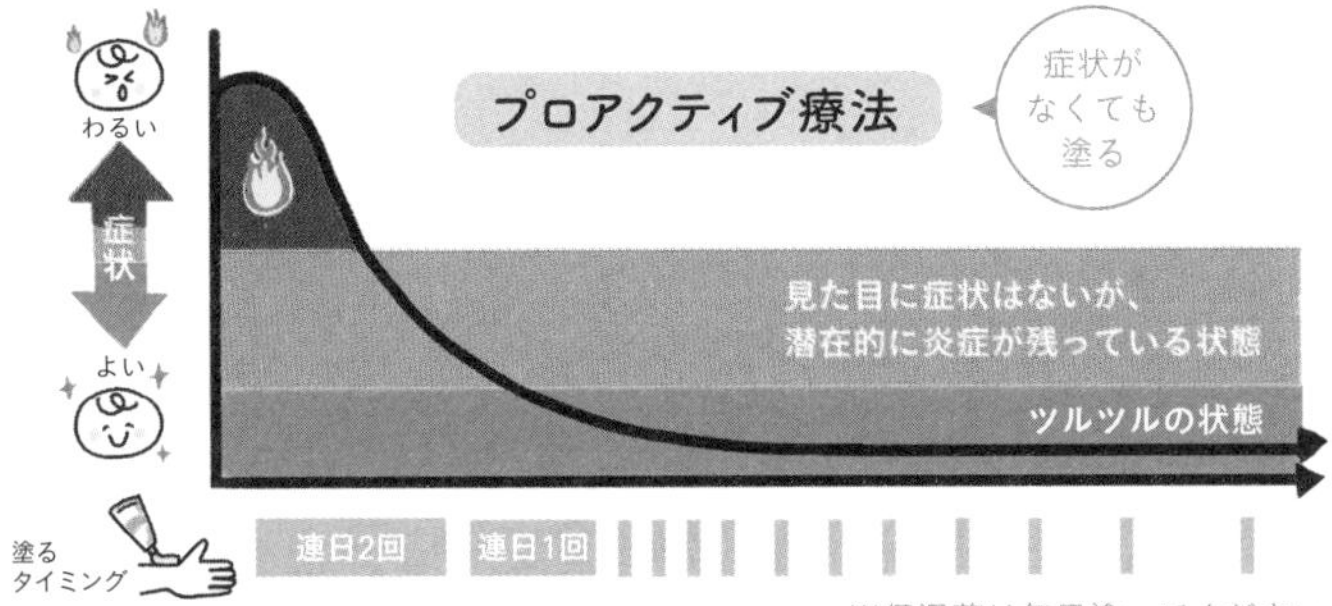

※保湿薬は毎日塗ってください

治療初期はステロイド外用薬で皮膚がきれいになっても、それは一時的なもの。炎症はまだくすぶっています。ここで薬をやめず、湿疹ができやすい部位に回数を減らして定期的に塗ることで、皮膚がきれいな状態（寛解）を長く維持することができます。寛解期間が長く続くほど、将来的にも炎症がおさまりやすくなります。

おわりに

最後まで読んでくださった読者の皆さん、ありがとうございます。下条先生と古賀先生からのわかりやすいお話は、妊娠中のお母さん、そして毎日の育児にがんばっているお母さん、お父さんの参考になったと思います。

出産・育児に関しては、巷に流れている情報が多すぎて、とまどうことばかり。でも第一線の専門家の意見を聞けば「なにが大切なのか」が理解できますし、大切なことがわかれば、「やるべきこと」も自然とわかってきます。「やらなきゃいけないことに日々追われて疲れていたけど、そんなに大変なことではなかった」とわかって、ホッとしたお母さんも多いのではないでしょうか?

育児に関わることで、なにかひとつ抜けてしまったからといって、すぐに成長が滞ったり、アレルギーを発症するわけではありません。晴れの日もあれば、雨の日もあるように、赤ちゃんの体調やご機嫌も波があって当たり前です。「育児がうまくいかない」と悩むときがあるかもしれません。でも、赤ちゃんが持つ「生きる力」はとても大きく、のびのびと育つ時期が必ずやってきます。

そのときどきに赤ちゃんが必要としていることを感じながら、お母さん、お父さんは毎日の暮らしの中でできることを、無理なく実践しましょう。そうすれば赤ちゃんは必ず、すこやかに成長してくれます。

悩み事が出てきたら、この本をもう一度、チェックしてみてください。きっとヒントが見つかると思います。

おおらかに育児を楽しむこと。それが家族全員にとっても、大きな幸せの源です。「赤ちゃん」の時期は、本当に短いものです。ぜひ自信を持って育児を楽しみ、家族みんなで今という時間を愛おしんでいただきたいと思います。

赤ちゃんと家族を応援する編集部より

●参考文献

古賀泰裕『アレルギーのない子にするために 1歳までにやっておきたいこと15』
毎日新聞出版、2015年

古賀泰裕『プロバイオティクス物語』毎日新聞出版、2021年

杉山剛監修『これが最新 赤ちゃんのスキンケアがよくわかる本』
（主婦の友生活シリーズ）主婦の友社、2016年

佐々木りか子監修『赤ちゃんとキッズの肌育&スキンケア』
（主婦の友生活シリーズ）主婦の友社、2021年

山本一哉『かかりつけ医のためのこどものアトピー性皮膚炎診療&スキンケア指導』
金原出版、2017年

山本一哉『子どもの皮膚トラブルとのつきあいかた』
日本小児医事出版社、2012年

山本一哉『こどものアトピーによくみる50症状 どう診て・どう対応するか』
南山堂、2004年

●参考WEBサイト

厚生労働省　https://allergyportal.jp

日本アレルギー学会　https://www.jsa-pr.jp

東京都アレルギー情報navi
https://www.fukushihoken.metro.tokyo.lg.jp/allergy/

日本アレルギー協会　https://www.jaanet.org/allergy/

日本小児アレルギー学会　https://www.jspaci.jp

環境再生保全機構　https://www.erca.go.jp

食物アレルギーケア　https://www.food-allergy.jp

●STAFF
カバー表紙デザイン／**今井悦子（MET）**
本文デザイン／**谷由紀恵**
イラスト／**sayasans**
表紙モデル／**なるくん**
取材・原稿／**馬場千枝**
編集協力／**岡田澄枝**
編集担当／**木村晶子、渡辺あす香（主婦の友社）**

●監修してくださった先生がた

小児科専門医・アレルギー専門医
下条直樹先生
千葉大学医学部卒業後、千葉大学大学院医学研究院小児病態学教授、千葉大学医学部附属病院アレルギーセンター長、日本アレルギー学会理事・日本小児アレルギー学会理事などを歴任。令和2年より千葉大学予防医学センター特任教授、千葉大学医学部附属病院アレルギーセンター客員教授、TUMSわんぱくクリニック勤務。

日本プロバイオティクス学会理事長
古賀泰裕先生
東海大学医学部消化器内科客員教授。1978年、九州大学医学部卒業、同大学院にて医学博士取得。1991年、九州大学生体防御医学研究所助教授、1993年、東海大学医学部感染症学部門教授。2018年より現職。1998年に現在の日本プロバイオティクス学会を設立し、理事長として同学会の発展運営に努めている。現在はプロバイオティクスの研究開発に従事。

赤《あか》ちゃんをアレルギーにしないためにできること

2023年4月30日　第1刷発行

編　者　主婦の友社
発行者　平野健一
発行所　株式会社 主婦の友社
〒141-0021 東京都品川区上大崎3-1-1 目黒セントラルスクエア
電話　03-5280-7537（編集）03-5280-7551（販売）
印刷所　大日本印刷株式会社

ISBN978-4-07-449190-2